Dem wilden Kind begegnen

BETTINA BEHREND

DEM WILDEN KIND BEGEGNEN

Eine Reise in die Welt der Chakren und Märchen

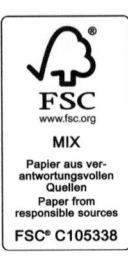

Bibliografische Information der Deutschen Nationalbibliothek:
Die Deutsche Nationalbibliothek verzeichnet diese Publikation
in der Deutschen Nationalbibliografie; detaillierte bibliografische
Daten sind im Internet über http://dnb.dnb.de abrufbar.

© 2019 Bettina Behrend
Satz, Umschlaggestaltung, Herstellung und Verlag:
BoD – Books on Demand, Norderstedt

ISBN: 978-3-7494-9392-0

Inhalt

Vor dem Vorwort

Ein Buch schreiben, welchen Sinn hat das für mich? Was verbinde ich damit beim Schreiben über den Inhalt hinaus? Ich schreibe dieses Buch, weil ich dankbar bin für die Impulse der Praxis des Zen mit Prabhasa Dharma Roshi und des Coaching der Sage University. Sie haben mein Leben vertieft. Ich möchte Menschen erreichen, sie ermutigen, ihre Komfortzone zu verlassen und sich neu zu begreifen. Ich möchte ihnen bewusst machen, welches Potential in ihnen vorhanden ist. So können sie sich neu entwickeln.

Warum aber ist das Buch mein Medium?

Ich fühle mich beim Schreiben mit meinem Großvater verbunden, der 1928 ein Buch schrieb, das sein Leben rettete.

Er war Sozialdemokrat und beschäftigte sich mit der Schuhproduktion von Thomas Bata in Prag. Um Einblick in das Unternehmen zu bekommen, ließ er sich von Bata als Hilfsarbeiter einstellen. Er studierte das System, die menschenunwürdigen Arbeitsbedingungen, die zu minderwertigen Produkten führten, am eigenen Leib. Sein Buch ›Der unbekannte Diktator Thomas Bata‹ fand in Gewerkschaftskreisen großen Anklang. Hier war bekannt, dass er als aktiver Sozialdemokrat in Nachbarschaft eines expandierenden Dritten Reiches gefährdet war. Und die schwedischen Gewerkschaften boten ihm Hilfe an. Ausreisepapiere und Einreisevisum wurden vorbereitet.

Aber er blieb noch in Prag. Kurz bevor das tschechische Sudetendeutschland ›Heim ins Reich‹ geholt wurde, bekam er einen Anruf. »Hier spricht Dr. SASS«, sagte der Anrufer. Das war alles. Es wurde aufgelegt. Sofort verstand er: SA + SS ... Ihm gelang die Ausreise. Schweden wurde und blieb seine Heimat — auch nach Ende des Krieges.

Was hat dabei sein Leben gerettet? Er hat es gewagt, als Unternehmersohn in die Welt der Hilfsarbeiter bei BATA zu wechseln, um dort direkt zu erfahren, was es heißt, am Fließband getaktet ohne vertragliche Sicherheit zu arbeiten. Er erkannte, was das für ihn selbst aber auch für das Produkt bedeutete. In seinem Buch konnte er direkt aus eigener Erfahrung berichten, und Interviews mit Auszubildenden sowie ehemaligen leitenden Angestellten einfließen lassen.

Das rettete nicht nur sein Leben, sondern auch sein menschliches Dasein.

Vorwort

Dem wilden Kind begegnen. Darum geht es in diesem Buch. Warum soll ich das? Wer ist das wilde Kind? So fragen Sie vielleicht. Das wilde Kind lebt in uns, so heißt es. Warum ist es im Gegensatz zum Erwachsenen weise? Es ist noch nicht von den Glaubenssätzen unserer Zivilisation beschnitten und erzogen worden. Es erlebt die Welt noch ursprünglich im Staunen. Wir Erwachsenen glauben, fast alles zu kennen und zu wissen. Dabei besteht unser Wissen aus zweidimensionalen Konzepten in einer multidimensionalen Welt.

Für wen habe ich dieses Buch geschrieben? Es ist für alle, die ihr Leben spielerisch gestalten möchten. Wenn Sie glauben, dass etwas in Ihrem Leben nicht rund läuft und es ändern möchten, lesen Sie weiter. Sie kennen den Spruch: ›Träume nicht dein Leben. Lebe deinen Traum‹. Dies habe ich ernst genommen und erfahren, dass ein Leben im Fluss das einzig wahre Leben ist. Darauf möchte ich hinweisen; hinweisen auf Erlebnisse, die Leben verändern, vertiefen können. Es geht hier nicht um ein Fließen des eigenen Lebens von Punkt A nach Punkt B. Sie verändern sich im Laufe des Prozesses. Ihre Wahrnehmung, Ihr Energiekörper, Ihre Organe — alles verändert sich.

Ich habe die verschiedenen Ebenen der möglichen Seinserfahrung mit unseren sieben Hauptchakren verbunden. Diesen Chakren habe ich einige Märchen der Brüder Grimm beigefügt. In den Beispielen erleben Sie die Daseinsform erst im unerlösten Zustand. Zum glücklichen Ende kommt dann die für dieses Chakra meist typische Erlösung!

Haben Sie Mut und sagen auch Sie ›Ja‹ zu sich selbst! Lassen Sie sich von dem wilden Kind an die Hand nehmen! Ja, tauchen Sie ein in die Welt der Chakren und Märchen.

Dann wird dieses Buch eine kleine Veränderung mit großer Wirkung in Ihrem Leben sein!

Dieses Buch kann wie ein KOCHBUCH benutzt werden. Da, wo etwas Sie anspringt, Sie neugierig werden lässt, fangen Sie an zu lesen und praktizieren Sie die Übungen. Ihr Körpergefühl, Ihr Energiegefühl wird Sie beim Lesen leiten. Das weise, wilde Kind ist die Neugierde, die Sie antreibt, ja, der Spaß am Neuen!

Haben Sie Spaß mit diesem Buch! Probieren Sie sich aus! Entdecken Sie sich neu ... Ja, beginnen Sie die Entdeckungsreise JETZT.

Teil I –
Wieder ›Ganzer Mensch‹ werden

Das Grundübel – Leben in der Box – Braun – geronnenes Blut

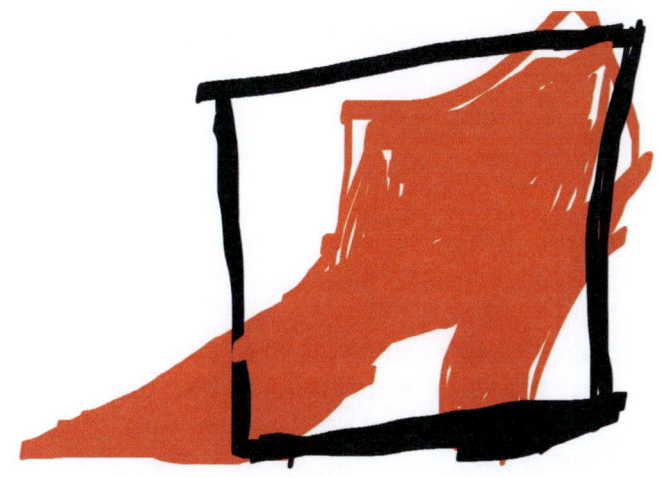

Rugedigu, rugedigu,
Blut ist im Schuh,
Der Schuh ist zu klein,
Die rechte Braut sitzt daheim.

Kinder entdecken die Welt im Spiel. Sie gestalten es so, dass
es Spaß macht, ohne Konzept!

Irgendwie bauen sie ihr Schloss und finden es gut. Das ist
ausprobieren ohne Bauplan.

Nun erzählt ein Erwachsener, wie ein Haus zu sein hat, und
Kinder bauen es nach … Hier hört das Spiel auf, sondern es
wird kopiert. Kinder ahmen die Norm nach … und sind stolz

darauf! Sie kopieren alles, was sie KAPIERT haben. Kinder, die nicht gut kopieren, gelten deshalb als dumm ...

Einen Schuh tragen, der nicht passt ... und das freiwillig! Warum tun Kinder das? Warum tat ich das? Wohl doch nur aus Liebe ... Aus Liebe tat ich das, was von mir erwartet wurde. Ich wuchs in die Form, die für mich vorgegeben war. Solange ich die Form erfüllte, war ich lieb. Durch gezielten Liebesentzug wurde ich in meine Normalität hineinerzogen.

Der Wunsch, NORMAL zu sein!

Das trieb mich an! Und wir wünschen es aus einem Missverständnis. Wir halten die gezielten Liebesbotschaften für Liebe. Wir wollen keinen Liebesentzug. Wir wollen dazugehören.

Aber sind wir in dieser wohlig warmen Gruppe glücklich? Wohl nicht ... In diesem drückenden Schuh tut jede Bewegung weh. Wir gewöhnen uns die freie Bewegung aus Angst vor dem Schmerz ab. Wir glauben, jeder eigenständige Schritt erzeugt Schmerz. Dabei ist es der Schuh, der drückt – nur in Ruhe weniger ...

... rugedigu, rugedigu
Kein Blut ist im Schuh,
Der Schuh ist nicht zu klein,
Die rechte Braut führt er heim!

Wer das Märchen Aschenputtel kennt, weiß, dass nur die Besitzerin des Schuhs glücklich wird. Ihr passt der Schuh wie angegossen. Sie heiratet den Prinzen. Sie lebt ein Leben im glücklichen Flow ...

Aber was geschieht mit den ehrgeizigen Stiefschwestern? Gibt es den passenden Schuh, die richtigen Lebensumstände, für jeden Menschen? Oder schaffen das nur einige Glückliche?

Hier ist eine Möglichkeit, durch Coaching oder Meditation dem inneren Kind zu begegnen. Grundlage jeder Entfaltung zu einem glücklichen Leben ist die unvoreingenommene Offenheit. Es ist Neugierde ohne vorgefasste Antworten. Das reine Sehen ohne Konzept. Wirklich einen Baum erkennen, ihn riechen, schmecken, erfühlen. Diese ursprüngliche Erfahrung lässt sich wieder zurückgewinnen. Das wilde Kind kann wieder seine Umwelt staunend begreifen. Es darf wieder spielen. Es kann sein ganzes Leben wieder als sein Spiel erfahren.

Wann fing ich an, die wichtigen Fragen zu stellen? Die Frage nach mir selbst: Die Frage nach der Fragenden? Ja, ›wer fragt?‹ ist genauso wichtig, wie die Frage selbst ...

Was ist die wahre Welt?
Nicht, nichts, nichts, von dem ich sagen könnte, so ist es ...

Und in dieser Erfahrung lösen sich die Konturen der Normalität auf ...

In welcher Ordnung ist die Welt? Wann ist die Welt in Ordnung? Es ist meine Wahrheit ...
Und dann, wenn ich begriffen habe, dass ICH im unendlichen Kosmos das Maß aller Dinge bin, verändert sich der Blick.

Der umfassende Blick sucht nicht mehr die Norm! Der passende Schuh, die eine Berufung, der eine Partner verlieren Kontur ...
Diese Kontur entsteht jeden Augenblick neu. Was hat sich verändert? Äußerlich nicht viel ...

Ich lege alle Form von Schuhwerk ab, laufe barfuß und bin frei! Erschreckend? Wunderbar!

1 Grundlagen

1.1 Die Bedürfnispyramide nach Maslow

Abraham Maslow hat als Psychologe die menschlichen Bedürfnisse untersucht. Er beschreibt menschliche Bedürfnisse und Motivation in einer hierarchischen Struktur und versucht diese zu erklären. Dabei kam er zu folgender Erkenntnis: Er beschrieb, dass die niedrigeren Bedürfnisse befriedigt werden müssen, bevor die nächsthöheren individuellen bedacht werden können. Er unterscheidet hierbei sechs verschiedene Bedürfnisse.

Überlebensbedürfnisse
Vor allen anderen Bedürfnissen steht das Bedürfnis nach grundlegendem Überleben durch Nahrung, Kleidung, Wohnung, Sexualität.

Sicherheitsbedürfnisse
Nächsthöhere Bedürfnisse sind die nach Sicherheit wie Schutz im Umgang, Recht und Ordnung sowie Verlässlichkeit.

Bedürfnis nach Liebe, Zuneigung und Zugehörigkeit
Darauf basieren dann die sozialen Bedürfnisse wie Zugehörigkeit, Zuneigung und Liebe.

Bedürfnis nach Selbstachtung
In dem sozialen Zusammenhang entwickelt sich das Bedürfnis nach Selbstachtung als Selbstausdruck.

Bedürfnis nach Selbstaktualisierung
Dies ist ein Individualbedürfnis, dass Authentizität bedeutet. Das Bedürfnis nach Authentizität kann sich im Widerspruch mit der sozialen Gruppe befinden, der ich angehöre. Hier

wird normalerweise abgewogen, ob ein Kompromiss gesucht werden soll.

Bedürfnis nach Transzendenz
Erst darauf ist die Realisierung des Bedürfnisses nach Transzendenz möglich.

Diese Bedürfnisse finden wir in ähnlicher Reihenfolge in den sieben Hauptchakren des Menschen wieder.

1.2 Die sieben Chakren des Menschen

Wir Menschen sind reine Energie. Energie umgibt uns und fließt durch uns hindurch. Die Energie wird durch unsere Emotionen unterschiedlich wahrgenommen. Die Lehre der sieben Hauptchakren veranschaulicht das zutreffend. Sie wurde hauptsächlich durch Yoga im Westen bekannt.

Außer der indischen und tibetischen Chakrenlehre gibt es auch im alten Mexiko eine Lehre von Chakren. Ich beziehe mich hier auf die Lehre der sieben Hauptchakren aus dem indischen Kulturkreis.

Durch die Chakren kann jeder Mensch seine Energie mit dem Kosmos in Einklang bringen. Die Chakren sind vergleichbar mit sieben Öffnungen eines Tunnels – unseres Körpers. Die Blockade eines Chakras beeinträchtigt den Energiefluss im gesamten Tunnel. Die verschiedenen Chakren stehen für unterschiedliche Wahrnehmungsformen, die mit unterschiedlichen emotionalen Themen verknüpft sind. Durch Erfahrungen im bisherigen Leben kann hier der Energiefluss blockiert sein.
  Hier schauen wir genauer hin und suchen nach Lösungen.

Die Chakren und ihre Bedeutung

Chakra	Lage	Farbe	Element	Bedeutung
Basischakra	Zwischen Anus und Genitalien	Rot	Erde	Verbindung zum Irdischen, Sicherheit, Lebenskraft, Erfolg, Überleben
Sakralchakra	Handbreit unter dem Bauchnabel	Orange	Wasser	Verbindung zum kreativen Fluss der Lebensenergie, Lebensfreude, Schaffenskraft, Sexualität, Grundemotionen
Solarplexuschakra, Sonnengeflecht	Auf dem Solarplexus	Gelb	Feuer	Persönlichkeit, Macht/Kraft, mentale Verarbeitung, Glaubensmuster, Intellekt, Unterbewusstsein
Herzchakra	In der Mitte der Brust	Hellgrün	Luft	Höhere Liebe, Hingabe, Mitgefühl, Herzensfreude
Halschakra, Kehlkopfchakra	Auf dem Kehlkopf	Hellblau	Äther	Kommunikation, höhere Wahrheit, Ausdruck von Weisheit und Individualität
Stirnchakra, drittes Auge	Zwischen den Augenbrauen	Blau – Violett	Zeit	Bewusstseinszustände, Interpretation, Öffnung zum Ausdruck der Seele
Kronenchakra	Über dem Scheitel	Ultraviolett	Raum	Verbindung Körper und Seele, kosmisches Bewusstsein

1.3 Lösung und Erlösung in Grimms Märchen

In Märchen werden innere Vorgänge zum Ausdruck gebracht. Diese werden den Menschen durch archetypische Märchengestalten verständlich. In der hinduistischen Tradition wurde dem seelisch kranken Menschen deshalb ein Märchen zur Meditation empfohlen, das seinen bedrückenden Engpass als auch den Ausweg verkörperte. Aus dem, was das Märchen von Verzweiflung, Hoffnung und Überwindung der Notlage enthielt, konnte zur Lösung des eigenen Problems geführt werden. Aber nicht nur das, auch eine Selbstfindung eines seelisch kranken Menschen ist durch Märchen möglich.

Genauso wie die hinduistischen behandeln auch die Märchen der Brüder Grimm urmenschliche Themen mit Archetypen. Auch wenn in der deutsch-europäischen Tradition Chakren nicht bekannt sind, so werden in Märchen menschliche Nöte behandelt. Ich habe emotionale Themen der Chakren, ihre Blockaden und das Thema ihrer Erlösung in vielen Märchen der Brüder Grimm wiedererkannt. Es fiel mir dabei auch auf, dass es bei vielen Märchen hauptsächlich um die seelische Not nur eines Chakras geht. Deshalb werde ich verschiedene Märchen der Brüder Grimm in unsere Betrachtung einfließen lassen. Durch die dazugehörigen Märchen können Sie als Leser eine Brücke zu Ihrer Kindheit schlagen, dadurch in das Thema emotional eintauchen. Die verschiedenen Märchen lassen sich in verschiedene Grundtypen unterscheiden:

›Die bedrohte Existenz und die Mutprobe‹
›Die kreative und sexuelle Integrität‹
›Die Heldenreise‹
›Der Fluch und die erlösende Liebe‹
›Der Weg zum Selbstausdruck und zur Wahrheit‹
›Der Weg zur Selbstlosigkeit‹
›Der Weg zur Transzendenz‹

1.4 Eigene Erfahrungen und Übungen

Bei jedem emotionalen Thema der Chakren berichte ich über eigene Erfahrungen im Laufe meines Lebens. Es ist für die Glaubwürdigkeit des Buches wichtig zu zeigen, was für ein Mensch ich bin, wie ich die Nöte des jeweiligen Energiezentrums erlebt habe.

Im zweiten Teil werden zur Lösung des Energieflusses jeden Chakras praktische Übungen und Anwendungen vorgestellt werden. Ich kenne sie alle aus eigener Erfahrung, habe bei vielen von ihnen Erfahrungen mit Patienten machen können. Es handelt sich hierbei um mentale wie auch körperliche Übungen zur Lösung der körperlichen sowie mentalen Energie.

Wichtiger Hinweis zu den Übungen:

Die Übungen spiegeln meine Erfahrungen und Ansichten wider. Sie wurden ausgiebig getestet und recherchiert. Sie sind jedoch kein Ersatz für ärztliche, medizinische und therapeutische Behandlung. Eine Haftung der Autorin für individuell empfundene Schäden durch die im Buch enthaltenen Übungen wird ausgeschlossen.

Vor Durchführung einer Selbstbehandlung sollte ein Therapeut oder Arzt zu Rate gezogen werden, insbesondere wenn Sie chronisch an Beschwerden leiden, regelmäßig Medikamente nehmen oder schwanger sind. Die in diesem Buch enthaltenen Hilfen ersetzen nicht Betreuung und Untersuchung durch Ärzte oder Therapeuten.

Die empfohlenen Übungen sind normalerweise sehr erfolgversprechend. Trotzdem kann im Einzelfall keine Gewähr für ihren Erfolg übernommen werden.

2 Wurzelchakra – Urvertrauen – Die Erde – Rot

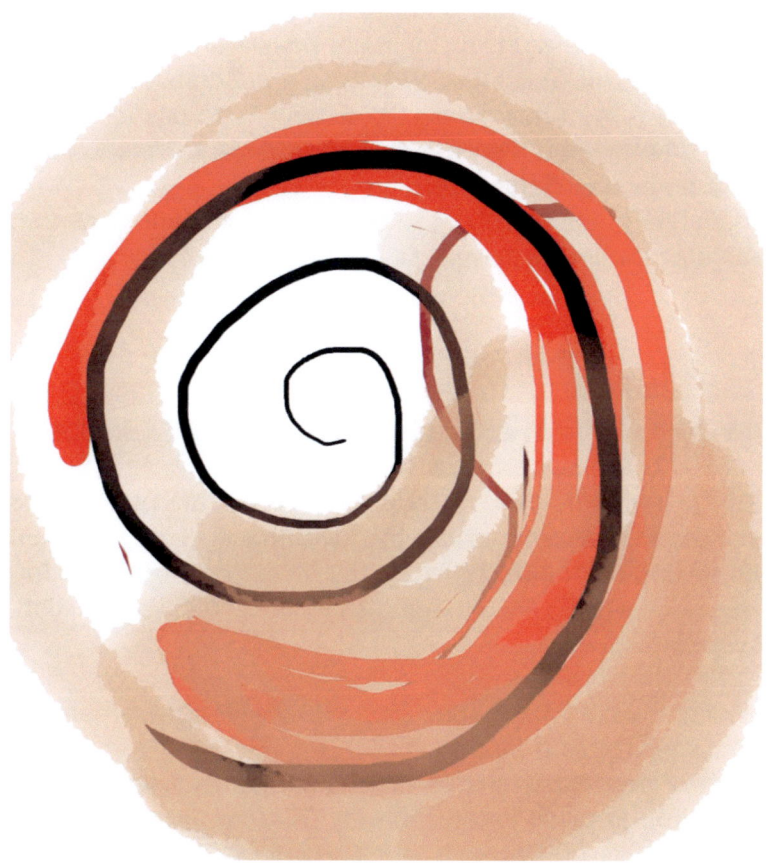

Die Farbe des Wurzelchakras ist rot, die Kraft kommt aus der Erde, der Keimkraft der Natur. Die Kraft des Basischakras ist ein großes Urvertrauen. Es ist eine tiefe Gelassenheit, ja, das Gefühl, dass alles gut wird. Dieses Vertrauen ziehen wir durch eine tiefe Verwurzelung in der Erde, in der Natur, dessen Teil wir sind. Natürlich kennen wir auch Ängste, aber wir begreifen sie als Herausforderung, uns ihnen zu stellen. Deshalb elektrisieren uns Gefahren, statt uns zu lähmen. Die innere Stärke und unser Urvertrauen leiten uns. Das Wurzelchakra steht für den Willen zum blanken Überleben, der Wille zum Sein. Bei der Öffnung des Wurzelchakras geht es nicht darum, dass uns nichts mehr passieren kann. Was wir erfahren ist die absolute Gewissheit, alle Gefahren meistern zu können. Wir erfahren die Gelassenheit derer, die wissen, dass alles seinen Sinn hat und vorübergeht: alles Schöne aber auch alles Schlechte.

Um hier in unserer Kraft zu sein, müssen wir uns unseren Ängsten stellen, ja unsere Furcht kennen lernen.

2.1 Eigene Erfahrung – Fußsafari

Das klang für mich aufregend! Das war meine Mutprobe ...

Zuerst kam eine Woche Training, Walks in unebenen aber sicheren Gelände. Das war Eingewöhnung in die Natur am Fuße des Kilimandscharo, an die Weite des Landes. Und was noch wichtig ist: unbedingtes Einssein mit der Situation, Disziplin ...

Endlich ging es nach einer Woche in die Naturreservate zur echten Fußsafari.

Wir orteten durch das Fernglas Büffelherden, verborgene Elefantengruppen unter Bäumen, Giraffen, Zebras ... Auch Spuren lernten wir lesen, abgebrochene Zweige, frischer Kot ... Es war spannend, aber noch nicht aufregend.

Aber dann kam ES: Wir befanden uns schon auf dem Rückweg unserer Exkursion. Da waren sie! Gleichzeitig spürten, rochen und sahen wir die Gegenwart einer Elefantenherde. Nur etwas Buschwerk war zwischen uns.

Augenblicklich lief unsere Führerin Elli auf einen Baum zu, um aus dem Weg zu sein. Und wir fragten natürlich nicht lang, sondern liefen hinter ihr her. Sofort sahen wir, wie richtig die Reaktion war, denn die Herde bog ab – direkt an uns vorbei zog sie ... eine Herde von gut 40 Elefanten! Und wir standen da: unbedeutend und staunend, drei kleine Menschlein sehen die wahre Urkraft der Giganten – unsere älteren Geschwister!

Etwas Ähnliches geschah in der Tarangire Safari Lodge. Wir waren dort in kleinen Zelten am Rande einer Steilwand untergebracht. Von oben konnten wir Elefanten vorbeiziehen sehen. Wir waren oben – die Elefanten unten. So dachten wir ... Aber nachts wurden die Elefanten aktiv und kletterten den Abhang hoch ... sie können ihre federnden Füße gut zum Klettern benutzen! Ja, und dann gingen sie an den Zelten vorbei, direkt zwischen zwei Zelten an unserer Zeltwand vorbei ... Ich roch, hörte, sah sie!

Es erschreckt zu Tode, ja!

Aber die Faszination und die Freude überwiegen alles! Die Freude, zu etwas sehr Großartigem Kontakt aufgenommen zu haben. Oh wow! Das ist Urvertrauen!

2.2 Märchen zum Wurzelchakra

Die Märchen zum Wurzelchakra haben zum Thema ›Die bedrohte Existenz und die Mutprobe‹. Der existentiellen Bedrohung stellen sich die Protagonisten im Urvertrauen und überwinden alle Gefahren.

Hänsel und Gretel Märchentext:

»Vor einem großen Walde wohnte ein armer Holzhacker mit seiner Frau und seinen zwei Kindern; das Bübchen hieß Hänsel und das Mädchen Gretel. Er hatte wenig zu beißen und zu brechen, und einmal, als große Teuerung ins Land kam, konnte er das tägliche Brot nicht mehr

schaffen. Wie er sich nun abends im Bette Gedanken machte und sich vor Sorgen herumwälzte, seufzte er und sprach zu seiner Frau: »Was soll aus uns werden? Wie können wir unsere armen Kinder ernähren da wir für uns selbst nichts mehr haben?« – »Weißt du was, Mann,« antwortete die Frau, »wir wollen morgen in aller Frühe die Kinder hinaus in den Wald führen, wo er am dicksten ist. Da machen wir ihnen ein Feuer an und geben jedem noch ein Stückchen Brot, dann gehen wir an unsere Arbeit und lassen sie allein. Sie finden den Weg nicht wieder nach Haus, und wir sind sie los.« – »Nein, Frau,« sagte der Mann, »das tue ich nicht; wie sollt ich's übers Herz bringen, meine Kinder im Walde allein zu lassen! Die wilden Tiere würden bald kommen und sie zerreißen.« – »Oh, du Narr,« sagte sie, »dann müssen wir alle viere Hungers sterben, du kannst nur die Bretter für die Särge hobeln,« und ließ ihm keine Ruhe, bis er einwilligte. »Aber die armen Kinder dauern mich doch,« sagte der Mann.

Die zwei Kinder hatten vor Hunger auch nicht einschlafen können und hatten gehört, was die Stiefmutter zum Vater gesagt hatte. Gretel weinte bittere Tränen und sprach zu Hänsel: »Nun ist's um uns geschehen.« – »Still, Gretel,« sprach Hänsel, »gräme dich nicht, ich will uns schon helfen.« Und als die Alten eingeschlafen waren, stand er auf, zog sein Röcklein an, machte die Untertüre auf und schlich sich hinaus. Da schien der Mond ganz hell, und die weißen Kieselsteine, die vor dem Haus lagen, glänzten wie lauter Batzen. Hänsel bückte sich und steckte so viele in sein Rocktäschlein, als nur hinein wollten. Dann ging er wieder zurück, sprach zu Gretel: »Sei getrost, liebes Schwesterchen, und schlaf nur ruhig ein, Gott wird uns nicht verlassen,« und legte sich wieder in sein Bett.

Als der Tag anbrach, noch ehe die Sonne aufgegangen war, kam schon die Frau und weckte die beiden Kinder: »Steht auf, ihr Faulenzer, wir wollen in den Wald gehen und Holz holen.« Dann gab sie jedem ein Stückchen Brot und sprach: »Da habt ihr etwas für den Mittag, aber eßt's nicht vorher auf, weiter kriegt ihr nichts.« Gretel nahm das Brot unter die Schürze, weil Hänsel die Steine in der Tasche hatte. Danach machten sie sich alle zusammen auf den Weg nach dem Wald. Als sie ein Weilchen gegangen waren, stand Hänsel still und guckte nach dem Haus zurück und tat das wieder und immer wieder. Der Vater sprach: »Hänsel, was guckst du da und bleibst zurück, hab acht und vergiß deine Beine nicht!« – »Ach, Vater,« sagte Hänsel, »ich sehe nach meinem weißen Kätzchen, das sitzt oben auf dem Dach und will mir Ade sagen.« Die Frau sprach: »Narr, das ist dein Kätzchen nicht, das ist die Morgensonne, die auf den Schornstein scheint.« Hänsel aber hatte nicht nach dem Kätzchen gesehen, sondern immer einen von den blanken Kieselsteinen aus seiner Tasche auf den Weg geworfen.

Als sie mitten in den Wald gekommen waren, sprach der Vater: »Nun sammelt Holz, ihr Kinder, ich will ein Feuer anmachen, damit ihr nicht friert.« Hänsel und Gretel trugen Reisig zusammen, einen kleinen Berg hoch. Das Reisig ward angezündet, und als die Flamme recht hoch brannte, sagte die Frau: »Nun legt euch ans Feuer, ihr Kinder, und ruht euch aus, wir gehen in den Wald und hauen Holz. Wenn wir fertig sind, kommen wir wieder und holen euch ab.«

Hänsel und Gretel saßen um das Feuer, und als der Mittag kam, aß jedes sein Stücklein Brot. Und weil sie die Schläge der Holzaxt hörten, so glaubten sie, ihr Vater wär' in der Nähe. Es war aber nicht die Holzaxt, es war ein Ast, den er an einen dürren Baum gebunden hatte und den der Wind hin und her schlug. Und als sie so lange gesessen hatten, fielen ihnen die Augen vor Müdigkeit zu, und sie schliefen fest ein. Als sie endlich erwachten, war es schon finstere Nacht. Gretel fing an zu weinen und sprach: »Wie sollen wir nun aus dem Wald kommen?« Hänsel aber tröstete sie: »Wart nur ein Weilchen, bis der Mond aufgegangen ist, dann wollen wir den Weg schon finden.« Und als der volle Mond aufgestiegen war, so nahm Hänsel sein Schwesterchern an der Hand und ging den Kieselsteinen nach, die schimmerten wie neugeschlagene Batzen und zeigten ihnen den Weg. Sie gingen die ganze Nacht hindurch und kamen bei anbrechendem Tag wieder zu ihres Vaters Haus. Sie klopften an die Tür, und als die Frau aufmachte und sah, daß es Hänsel und Gretel waren, sprach sie: »Ihr bösen Kinder, was habt ihr so lange im Walde geschlafen, wir haben geglaubt, ihr wollet gar nicht wiederkommen.« Der Vater aber freute sich, denn es war ihm zu Herzen gegangen, daß er sie so allein zurückgelassen hatte.

Nicht lange danach war wieder Not in allen Ecken, und die Kinder hörten, wie die Mutter nachts im Bette zu dem Vater sprach: »Alles ist wieder aufgezehrt, wir haben noch einen halben Laib Brot, hernach hat das Lied ein Ende. Die Kinder müssen fort, wir wollen sie tiefer in den Wald hineinführen, damit sie den Weg nicht wieder herausfinden; es ist sonst keine Rettung für uns.« Dem Mann fiel's schwer aufs Herz, und er dachte: Es wäre besser, daß du den letzten Bissen mit deinen Kindern teiltest. Aber die Frau hörte auf nichts, was er sagte, schalt ihn und machte ihm Vorwürfe. Wer A sagt, muß B sagen, und weil er das erstemal nachgegeben hatte, so mußte er es auch zum zweitenmal.

Die Kinder waren aber noch wach gewesen und hatten das Gespräch mitangehört. Als die Alten schliefen, stand Hänsel wieder auf, wollte hinaus und die Kieselsteine auflesen, wie das vorigemal; aber die Frau hatte die Tür verschlossen, und Hänsel konnte nicht heraus. Aber er tröstete sein Schwesterchen und sprach: »Weine nicht, Gretel, und schlaf nur ruhig, der liebe Gott wird uns schon helfen.«

Am frühen Morgen kam die Frau und holte die Kinder aus dem Bette. Sie erhielten ihr Stückchen Brot, das war aber noch kleiner als das vorigemal. Auf dem Wege nach dem Wald bröckelte es Hänsel in der Tasche, stand oft still und warf ein Bröcklein auf die Erde. »Hänsel, was stehst du und guckst dich um?« sagte der Vater, »geh deiner Wege!« – »Ich sehe nach meinem Täubchen, das sitzt auf dem Dache und will mir Ade sagen,« antwortete Hänsel. »Narr,« sagte die Frau, »das ist dein Täubchen nicht, das ist die Morgensonne, die auf den Schornstein oben scheint.« Hänsel aber warf nach und nach alle Bröcklein auf den Weg.

Die Frau führte die Kinder noch tiefer in den Wald, wo sie ihr Lebtag noch nicht gewesen waren. Da ward wieder ein großes Feuer angemacht, und die Mutter sagte: »Bleibt nur da sitzen, ihr Kinder, und wenn ihr müde seid, könnt ihr ein wenig schlafen. Wir gehen in den Wald und hauen Holz, und abends, wenn wir fertig sind, kommen wir und holen euch ab.« Als es Mittag war, teilte Gretel ihr Brot mit Hänsel, der sein Stück auf den Weg gestreut hatte. Dann schliefen sie ein, und der Abend verging; aber niemand kam zu den armen Kindern. Sie erwachten erst in der finstern Nacht, und Hänsel tröstete sein Schwesterchen und sagte: »*Wart nur, Gretel, bis der Mond aufgeht, dann werden wir die Brotbröcklein sehen, die ich ausgestreut habe, die zeigen uns den Weg nach Haus.*« *Als der Mond kam, machten sie sich auf, aber sie fanden kein Bröcklein mehr, denn die viel tausend Vögel, die im Walde und im Felde umherfliegen, die hatten sie weggepickt. Hänsel sagte zu Gretel:* »*Wir werden den Weg schon finden.*« *Aber sie fanden ihn nicht. Sie gingen die ganze Nacht und noch einen Tag von Morgen bis Abend, aber sie kamen aus dem Wald nicht heraus und waren so hungrig, denn sie hatten nichts als die paar Beeren, die auf der Erde standen. Und weil sie so müde waren, daß die Beine sie nicht mehr tragen wollten, so legten sie sich unter einen Baum und schliefen ein.*

Nun war's schon der dritte Morgen, daß sie ihres Vaters Haus verlassen hatten. Sie fingen wieder an zu gehen, aber sie gerieten immer tiefer in den Wald, und wenn nicht bald Hilfe kam, mußten sie verschmachten. Als es Mittag war, sahen sie ein schönes, schneeweißes Vögelein auf einem Ast sitzen, das sang so schön, daß sie stehen blieben und ihm zuhörten. Und als es fertig war, schwang es seine Flügel und flog vor ihnen her, und sie gingen ihm nach, bis sie zu einem Häuschen gelangten, auf dessen Dach es sich setzte, und als sie ganz nahe herankamen, so sahen sie, daß das Häuslein aus Brot gebaut war und mit Kuchen gedeckt; aber die Fenster waren von hellem Zucker. »*Da wollen wir uns dranmachen,*« *sprach Hänsel,* »*und eine gesegnete Mahlzeit halten. Ich will ein Stück vom Dach essen, Gretel, du kannst vom Fenster essen, das schmeckt süß.*« *Hänsel reichte in die Höhe und brach sich ein wenig vom Dach ab, um zu versuchen, wie es schmeckte, und Gretel stellte sich an die Scheiben und knupperte daran. Da rief eine feine Stimme aus der Stube heraus:*

»Knupper, knupper, Kneischen,
Wer knuppert an meinem Häuschen?«

Die Kinder antworteten:
»Der Wind, der Wind,
Das himmlische Kind,«

und aßen weiter, ohne sich irre machen zu lassen. Hänsel, dem das
Dach sehr gut schmeckte, riß sich ein großes Stück davon herunter, und
Gretel stieß eine ganze runde Fensterscheibe heraus, setzte sich nieder
und tat sich wohl damit. Da ging auf einmal die Türe auf, und eine
steinalte Frau, die sich auf eine Krücke stützte, kam herausgeschlichen.
Hänsel und Gretel erschraken so gewaltig, daß sie fallen ließen, was
sie in den Händen hielten. Die Alte aber wackelte mit dem Kopfe und
sprach: »Ei, ihr lieben Kinder, wer hat euch hierher gebracht? Kommt
nur herein und bleibt bei mir, es geschieht euch kein Leid.« Sie faßte
beide an der Hand und führte sie in ihr Häuschen. Da ward ein gutes Essen aufgetragen, Milch und Pfannkuchen mit Zucker, Äpfel und
Nüsse. Hernach wurden zwei schöne Bettlein weiß gedeckt, und Hänsel
und Gretel legten sich hinein und meinten, sie wären im Himmel.

Die Alte hatte sich nur freundlich angestellt, sie war aber eine böse
Hexe, die den Kindern auflauerte, und hatte das Brothäuslein bloß gebaut, um sie herbeizulocken. Wenn eins in ihre Gewalt kam, so machte
sie es tot, kochte es und aß es, und das war ihr ein Festtag. Die Hexen
haben rote Augen und können nicht weit sehen, aber sie haben eine feine
Witterung wie die Tiere und merken's, wenn Menschen herankommen.
Als Hänsel und Gretel in ihre Nähe kamen, da lachte sie boshaft und
sprach höhnisch: »Die habe ich, die sollen mir nicht wieder entwischen!«
Früh morgens, ehe die Kinder erwacht waren, stand sie schon auf, und
als sie beide so lieblich ruhen sah, mit den vollen roten Backen, so mur-
melte sie vor sich hin: »Das wird ein guter Bissen werden.« Da packte sie
Hänsel mit ihrer dürren Hand und trug ihn in einen kleinen Stall und
sperrte ihn mit einer Gittertüre ein. Er mochte schrein, wie er wollte,
es half ihm nichts. Dann ging sie zur Gretel, rüttelte sie wach und rief:
»Steh auf, Faulenzerin, trag Wasser und koch deinem Bruder etwas
Gutes, der sitzt draußen im Stall und soll fett werden. Wenn er fett ist,
so will ich ihn essen.« Gretel fing an bitterlich zu weinen; aber es war
alles vergeblich, sie mußte tun, was die böse Hexe verlangte.

Nun ward dem armen Hänsel das beste Essen gekocht, aber Gretel bekam nichts als Krebsschalen. Jeden Morgen schlich die Alte zu dem Ställchen und rief:»Hänsel, streck deine Finger heraus, damit ich fühle, ob du bald fett bist.« Hänsel streckte ihr aber ein Knöchlein heraus, und die Alte, die trübe Augen hatte, konnte es nicht sehen und meinte, es wären Hänsels Finger, und verwunderte sich, daß er gar nicht fett werden wollte. Als vier Wochen herum waren und Hänsel immer mager blieb, da überkam sie die Ungeduld, und sie wollte nicht länger warten.

»Heda, Gretel,« rief sie dem Mädchen zu, »sei flink und trag Wasser! Hänsel mag fett oder mager sein, morgen will ich ihn schlachten und kochen.« Ach, wie jammerte das arme Schwesterchen, als es das Wasser tragen mußte, und wie flossen ihm die Tränen über die Backen herunter! »Lieber Gott, hilf uns doch,« rief sie aus, »hätten uns nur die wilden Tiere im Wald gefressen, so wären wir doch zusammen gestorben!« – »Spar nur dein Geplärre,« sagte die Alte, »es hilft dir alles nichts.«

Frühmorgens mußte Gretel heraus, den Kessel mit Wasser aufhängen und Feuer anzünden. »Erst wollen wir backen,« sagte die Alte, »ich habe den Backofen schon eingeheizt und den Teig geknetet.« Sie stieß das arme Gretel hinaus zu dem Backofen, aus dem die Feuerflammen schon herausschlugen »Kriech hinein,« sagte die Hexe, »und sieh zu, ob recht eingeheizt ist, damit wir das Brot hineinschieben können.« Und wenn Gretel darin war, wollte sie den Ofen zumachen und Gretel sollte darin braten, und dann wollte sie's aufessen. Aber Gretel merkte, was sie im Sinn hatte, und sprach: »Ich weiß nicht, wie ich's machen soll; wie komm ich da hinein?« – »Dumme Gans,« sagte die Alte, »die Öffnung ist groß genug, siehst du wohl, ich könnte selbst hinein,« krabbelte heran und steckte den Kopf in den Backofen. Da gab ihr Gretel einen Stoß, daß sie weit hineinfuhr, machte die eiserne Tür zu und schob den Riegel vor. Hu! Da fing sie an zu heulen, ganz grauselich; aber Gretel lief fort, und die gottlose Hexe mußte elendiglich verbrennen.

Gretel aber lief schnurstracks zum Hänsel, öffnete sein Ställchen und rief: »Hänsel, wir sind erlöst, die alte Hexe ist tot.« Da sprang Hänsel heraus wie ein Vogel aus dem Käfig, wenn ihm die Türe aufgemacht wird. Wie haben sie sich gefreut sind sich um den Hals gefallen, sind herumgesprungen und haben sich geküßt! Und weil sie sich nicht mehr zu fürchten brauchten, so gingen sie in das Haus der Hexe hinein. Da standen in allen Ecken Kasten mit Perlen und Edelsteinen. »Die sind noch besser als Kieselsteine,« sagte Hänsel und steckte in seine Taschen, was hinein wollte. Und Gretel sagte:« Ich will auch etwas mit nach Haus bringen,« und füllte sein Schürzchen voll. »Aber jetzt wollen wir fort,« sagte Hänsel, »damit wir aus dem Hexenwald herauskommen.« Als sie aber ein paar Stunden gegangen waren, gelangten sie an ein großes Wasser. »Wir können nicht hinüber,« sprach Hänsel, »ich seh keinen Steg und keine Brücke.« – »Hier fährt auch kein Schiffchen,« antwortete Gretel, »aber da schwimmt eine weiße Ente, wenn ich die bitte, so hilft sie uns hinüber.«

Da rief sie:
»Entchen, Entchen,
Da steht Gretel und Hänsel.
Kein Steg und keine Brücke,
Nimm uns auf deinen weißen Rücken.«

Das Entchen kam auch heran, und Hänsel setzte sich auf und bat sein Schwesterchen, sich zu ihm zu setzen. »Nein,« antwortete Gretel, »es wird dem Entchen zu schwer, es soll uns nacheinander hinüberbringen.« Das tat das gute Tierchen, und als sie glücklich drüben waren und ein Weilchen fortgingen, da kam ihnen der Wald immer bekannter und immer bekannter vor, und endlich erblickten sie von weitem ihres Vaters Haus. Da fingen sie an zu laufen, stürzten in die Stube hinein und fielen ihrem Vater um den Hals. Der Mann hatte keine frohe Stunde gehabt, seitdem er die Kinder im Walde gelassen hatte, die Frau aber war gestorben. Gretel schüttelte sein Schürzchen aus, daß die Perlen und Edelsteine in der Stube herumsprangen, und Hänsel warf eine Handvoll nach der andern aus seiner Tasche dazu. Da hatten alle Sorgen ein Ende, und sie lebten in lauter Freude zusammen. Mein Märchen ist aus, dort lauft eine Maus, wer sie fängt, darf sich eine große Pelzkappe daraus machen.«

*

Im Märchen geht es um die reine Existenz. Die Eltern lassen ihre zwei Kinder im Wald zurück, weil sie zu viert glauben, verhungern zu müssen. Die mutigen Kinder geben nicht auf und suchen nach einer Lösung. Zuerst gelingt die Rückkehr mit Hilfe einer Spur aus Steinen. Beim zweiten Mal finden sie Essen, von einer Hexe bewacht ... Selbst die Hexe als Vertreterin unserer unerlösten Ängste, lässt sie nicht aufhören, lebendig und einfallsreich zu sein ... sie vergessen ihre Angst bei der Aussicht auf Essen und Schlafplätze ... die Angst macht einem Urvertrauen und einer Urkraft Platz, wodurch sie sich immer wieder zu helfen wissen! Die Kinder haben ein Team gebildet. Erst übernahm Hänsel die Führung. Er fand den Weg zurück ins Elternhaus. Doch bei der Befreiung und Erlösung von der Magierin ist Gretel durch Mut und Gewitztheit führend. Dadurch, dass Hänsel der Hexe ein Knöchelchen statt des Fingerchens zeigt, wird Zeit gewonnen. Schließlich schubst Gretel die Hexe in den Ofen, wo sie verbrennen muss.

Sie besiegen die Hexe und kehren reich beschenkt heim.

Die Bremer Stadtmusikanten Mächentext:

»Es hatte ein Mann einen Esel, der schon lange Jahre die Säcke unverdrossen zur Mühle getragen hatte, dessen Kräfte aber nun zu Ende gingen, so daß er zur Arbeit immer untauglicher ward. Da dachte der Herr daran, ihn aus dem Futter zu schaffen, aber der Esel merkte, daß kein guter Wind wehte, lief fort und machte sich auf den Weg nach Bremen; dort, meinte er, könnte er ja Stadtmusikant werden. Als er ein Weilchen fortgegangen war, fand er einen Jagdhund auf dem Wege liegen, der jappte wie einer, der sich müde gelaufen hat. »Nun, was jappst du so, Packan?« *fragte der Esel.* »Ach,« *sagte der Hund,* »weil ich alt bin und jeden Tag schwächer werde, auch auf der Jagd nicht mehr fort kann, hat mich mein Herr wollen totschlagen, da hab ich Reißaus genommen; aber womit soll ich nun mein Brot verdienen?«* – *»Weißt du was?«* sprach der Esel, »ich gehe nach Bremen und werde dort Stadtmu-*

sikant, geh mit und laß dich auch bei der Musik annehmen. Ich spiele die Laute und du schlägst die Pauken.« Der Hund war's zufrieden, und sie gingen weiter. Es dauerte nicht lange, so saß da eine Katze an dem Weg und macht ein Gesicht wie drei Tage Regenwetter. »Nun, was ist dir in die Quere gekommen, alter Bartputzer?« sprach der Esel. »Wer kann da lustig sein, wenn's einem an den Kragen geht,« antwortete die Katze, »weil ich nun zu Jahren komme, meine Zähne stumpf werden, und ich lieber hinter dem Ofen sitze und spinne, als nach Mäusen herumjagen, hat mich meine Frau ersäufen wollen; ich habe mich zwar noch fortgemacht, aber nun ist guter Rat teuer: wo soll ich hin?« – »Geh mit uns nach Bremen, du verstehst dich doch auf die Nachtmusik, da kannst du ein Stadtmusikant werden.« Die Katze hielt das für gut und ging mit. Darauf kamen die drei Landesflüchtigen an einem Hof vorbei, da saß auf dem Tor der Haushahn und schrie aus Leibeskräften. »Du schreist einem durch Mark und Bein,« sprach der Esel, »was hast du vor?« – »Da hab' ich gut Wetter prophezeit,« sprach der Hahn, »weil unserer lieben Frauen Tag ist, wo sie dem Christkindlein die Hemdchen gewaschen hat und sie trocknen will; aber weil morgen zum Sonntag Gäste kommen, so hat die Hausfrau doch kein Erbarmen und hat der Köchin gesagt, sie wollte mich morgen in der Suppe essen, und da soll ich mir heut abend den Kopf abschneiden lassen. Nun schrei ich aus vollem Hals, solang ich kann.« – »Ei was, du Rotkopf,« sagte der Esel, »zieh lieber mit uns fort, wir gehen nach Bremen, etwas Besseres als den Tod findest du überall; du hast eine gute Stimme, und wenn wir zusammen musizieren, so muß es eine Art haben.« Der Hahn ließ sich den Vorschlag gefallen, und sie gingen alle vier zusammen fort.

Sie konnten aber die Stadt Bremen in einem Tag nicht erreichen und kamen abends in einen Wald, wo sie übernachten wollten. Der Esel und der Hund legten sich unter einen großen Baum, die Katze und der Hahn machten sich in die Äste, der Hahn aber flog bis an die Spitze, wo es am sichersten für ihn war. Ehe er einschlief, sah er sich noch einmal nach allen vier Winden um, da deuchte ihn, er sähe in der Ferne ein Fünkchen brennen, und rief seinen Gesellen zu, es müßte nicht gar weit ein Haus sein, denn es scheine ein Licht. Sprach der Esel: »So müssen wir uns aufmachen und noch hingehen, denn hier ist die Herberge schlecht.« Der Hund meinte: »Ein paar Knochen und etwas Fleisch dran täten ihm auch gut.« Also machten sie sich auf den Weg nach der Gegend, wo das Licht war, und sahen es bald heller schimmern, und es ward immer größer, bis sie vor ein helles, erleuchtetes Räuberhaus kamen. Der Esel, als der größte, näherte sich dem Fenster und schaute hinein. »Was siehst du, Grauschimmel?« fragte der Hahn. »Was ich sehe?« antwortete der Esel, »einen gedeckten Tisch mit schönem Essen und Trinken, und Räuber sitzen daran und lassen's sich wohl sein.« – »Das wäre was für uns,« sprach der Hahn. «Ja, ja, ach, wären wir da!» sagte der Esel. Da ratschlagten die Tiere, wie sie es anfangen müßten, um die Räuber hinauszujagen und fanden endlich ein Mittel. Der Esel mußte sich mit den Vorderfüßen auf das Fenster stellen, der Hund auf des Esels Rücken springen, die Katze auf den Hund klettern, und endlich flog der Hahn hinauf, und setzte sich der Katze auf den Kopf. Wie das geschehen war, fingen sie auf ein Zeichen insgesamt an, ihre Musik zu machen: der Esel schrie, der Hund bellte, die Katze miaute und der Hahn krähte. Dann stürzten sie durch das Fenster in die Stube hinein, daß die Scheiben klirrten. Die Räuber fuhren bei dem entsetzlichen Geschrei in die Höhe, meinten nicht anders, als ein Gespenst käme herein, und flohen in größter Furcht in den Wald hinaus. Nun setzten sich die vier Gesellen an den Tisch, nahmen mit dem vorlieb, was übriggeblieben war, und aßen nach Herzenslust.

Wie die vier Spielleute fertig waren, löschten sie das Licht aus und suchten sich eine Schlafstelle, jeder nach seiner Natur und Bequemlichkeit. Der Esel legte sich auf den Mist, der Hund hinter die Tür, die Katze auf den Herd bei der warmen Asche, der Hahn setzte sich auf den Hahnenbalken, und weil sie müde waren von ihrem langen Weg, schliefen sie auch bald ein. Als Mitternacht vorbei war und die Räuber von weitem sahen, daß kein Licht mehr im Haus brannte, auch alles ruhig schien, sprach der Hauptmann: »Wir hätten uns doch nicht sollen ins Bockshorn jagen lassen,« und hieß einen hingehen und das Haus untersuchen. Der Abgeschickte fand alles still, ging in die Küche, ein Licht anzünden, und weil er die glühenden, feurigen Augen der Katze für lebendige Kohlen ansah, hielt er ein Schwefelhölzchen daran, daß es Feuer fangen sollte. Aber die Katze verstand keinen Spaß, sprang ihm ins Gesicht, spie und kratzte. Da erschrak er gewaltig, lief und wollte zur Hintertüre hinaus, aber der Hund, der da lag, sprang auf und biß ihn ins Bein, und als er über den Hof an dem Miste vorbeikam, gab ihm der Esel noch einen tüchtigen Schlag mit dem Hinterfuß; der Hahn aber, der vom Lärmen aus dem Schlaf geweckt und munter geworden war, rief vom Balken herab: »*Kikeriki!*« *Da lief der Räuber, was er konnte, zu seinem Hauptmann zurück und sprach:* »*Ach, in dem Haus sitzt eine greuliche Hexe, die hat mich angehaucht und mit ihren langen Fingern mir das Gesicht zerkratzt. Und vor der Tür steht ein Mann mit einem Messer, der hat mich ins Bein gestochen. Und auf dem Hof liegt ein schwarzes Ungetüm, das hat mit einer Holzkeule auf mich losgeschlagen. Und oben auf dem Dache, da sitzt der Richter, der rief:* ›*Bringt mir den Schelm her!*‹ *Da machte ich, daß ich fortkam.*« *Von nun an getrauten sich die Räuber nicht weiter in das Haus, den vier Bremer Musikanten gefiel's aber so wohl darin, daß sie nicht wieder heraus wollten.*«

Ein Esel, ein Hund, eine Katze und ein Hahn sind alt geworden. Ihr Leben lang haben sie treu gedient, aber nun sollen sie getötet werden. Sie befinden sich zuerst in einer verzweifelten, mutlosen Situation voller Selbstmitleid.

Dies überwinden sie mit einem gemeinsamen Plan, sich in Bremen als Musiker zu verdingen. Das ist ihr Abenteuer, welches ihnen Mut gibt. Gemeinsam fühlen sie sich stark. Auch hier wird ein Team aus vier Mitgliedern gebildet: der Esel, der Hund, die Katze und der Hahn!

Sie gelangen allerdings nicht ganz bis Bremen. Stattdessen jagen sie nachts gemeinsam Räuber aus ihrem Räuberhaus und ziehen dort ein. Sie sind dem Tod entronnen und können gemeinsam weiterleben.

Der Wolf und die sieben jungen Geißlein Märchentext:

»Es war einmal eine alte Geiß, die hatte sieben junge Geißlein, und hatte sie lieb, wie eine Mutter ihre Kinder lieb hat. Eines Tages wollte sie in den Wald gehen und Futter holen, da rief sie alle sieben herbei und sprach:»Liebe Kinder, ich will hinaus in den Wald, seid auf eurer Hut vor dem Wolf, wenn er hereinkommt, so frißt er euch mit Haut und Haar. Der Bösewicht verstellt sich oft, aber an seiner rauhen Stimme und an seinen schwarzen Füßen werdet ihr ihn gleich erkennen.« Die Geißlein sagten:»Liebe Mutter, wir wollen uns schon in acht nehmen, Ihr könnt ohne Sorge fortgehen.« Da meckerte die Alte und machte sich getrost auf den Weg.

Es dauerte nicht lange, da klopfte jemand an die Haustür und rief: »Macht auf, ihr lieben Kinder, eure Mutter ist da und hat jedem von euch etwas mitgebracht!« Aber die Geißlein hörten an der rauhen Stimme, daß es der Wolf war. »Wir machen nicht auf,« riefen sie, »du bist unsere Mutter nicht, die hat eine feine und liebliche Stimme, aber deine Stimme aber ist rau; du bist der Wolf.« Da ging der Wolf fort zu einem Krämer und kaufte sich ein großes Stück Kreide; er aß es auf und machte damit seine Stimme fein. Dann kam er zurück, klopfte an die Haustür und rief: »Macht auf, ihr lieben Kinder, eure Mutter ist da und hat jedem von euch etwas mitgebracht!« Aber der Wolf hatte seine schwarze Pfote in das Fenster gelegt, das sahen die Kinder und riefen: »Wir machen nicht auf, unsere Mutter hat keinen schwarzen Fuß, wie du; du bist der Wolf!« Da lief der Wolf zu einem Bäcker und sprach: »Ich habe mich an den Fuß gestoßen, streich mir Teig darüber.« Als ihm der Bäcker die Pfote bestrichen hatte, so lief er zum Müller und sprach: »Streu mir weißes Mehl auf meine Pfote.« Der Müller dachte: Der Wolf will einen betrügen, und weigerte sich; aber der Wolf sprach: »Wenn du es nicht tust, fresse ich dich!« Da fürchtete sich der Müller und machte ihm die Pfote weiß. Ja, so sind die Menschen.

Nun ging der Bösewicht zum dritten Mal zu der Haustür, klopfte an und sprach: »Macht auf, Kinder, euer liebes Mütterchen ist heimgekommen und hat jedem von euch etwas aus dem Walde mitgebracht!« Die

Geißlein riefen: »Zeig uns zuerst deine Pfote, damit wir wissen, daß du unser liebes Mütterchen bist.« Da legte der Wolf die Pfote ins Fenster, und als sie sahen, daß sie weiß war, so glaubten sie, es wäre alles wahr, was er sagte, und machten die Türe auf. Wer aber hereinkam, war der Wolf. Die Geißlein erschraken und wollten sich verstecken. Das eine sprang unter den Tisch, das zweite ins Bett, das dritte in den Ofen, das vierte in die Küche, das fünfte in den Schrank, das sechste unter die Waschschüssel, das siebente in den Kasten der Wanduhr. Aber der Wolf fand sie alle und machte nicht langes Federlesen: eins nach dem andern schluckte er in seinen Rachen; nur das jüngste in dem Uhrkasten fand er nicht. Als der Wolf seine Lust gebüßt hatte, trollte er sich fort, legte sich draußen auf der grünen Wiese unter einen Baum und fing an zu schlafen.

Nicht lange danach kam die alte Geiß aus dem Walde wieder heim. Ach, was mußte sie da erblicken! Die Haustür stand sperrweit auf, Tisch, Stühle und Bänke waren umgeworfen, die Waschschüssel lag in Scherben, Decke und Kissen waren aus dem Bett gezogen. Sie suchte ihre Kinder, aber nirgends waren sie zu finden. Sie rief sie nacheinander bei Namen, aber niemand antwortete. Endlich, als sie das jüngste rief, da rief eine feine Stimme: »Liebe Mutter, ich stecke im Uhrkasten.« Sie holte es heraus, und es erzählte ihr, daß der Wolf gekommen wäre und die anderen alle gefressen hätte. Da könnt ihr denken, wie sie über ihre armen Kinder geweint hat!

Endlich ging sie in ihrem Jammer hinaus, und das jüngste Geißlein lief mit. Als sie auf die Wiese kam, so lag da der Wolf an dem Baum und schnarchte, daß die Äste zitterten. Sie betrachtete ihn von allen Seiten und sah, daß in seinem angefüllten Bauch sich etwas regte und zappelte. Ach, Gott, dachte sie, sollten meine armen Kinder, die er zum Nachtmahl hinuntergewürgt hat, noch am Leben sein? Da mußte das Geißlein nach Hause laufen und Schere, Nadel und Zwirn holen. Dann schnitt sie dem Ungetüm den Wanst auf, und kaum hatte sie einen Schnitt getan, so streckte schon ein Geißlein den Kopf heraus, und als sie weiter schnitt, so sprangen nacheinander alle sechse heraus, und waren noch alle am Leben, und hatten nicht einmal Schaden erlitten, denn das Ungetüm hatte sie in der Gier ganz hinunterge-schluckt. Das war eine Freude! Da herzten sie ihre liebe Mutter, und hüpften wie Schneider, der Hochzeit hält. Die Alte aber sagte: »Jetzt geht und sucht Wackersteine, damit wollen wir dem gottlosen Tier den Bauch füllen, solange es noch im Schlafe liegt.« Da schleppten die sieben Geißerchen in aller Eile die Steine herbei und steckten sie ihm in den Bauch, so viel als sie hineinbringen konnten. Dann nähte ihn die Alte in aller Geschwindigkeit wieder zu, daß er nichts merkte und sich nicht einmal regte.

Als der Wolf endlich ausgeschlafen hatte, machte er sich auf die Beine, und weil ihm die Steine im Magen so großen Durst erregten, so wollte er zu einem Brunnen gehen und trinken. Als er aber anfing zu gehen und sich hin und her zu bewegen, so stießen die Steine in seinem Bauch aneinander und rappelten. Da rief er:

»Was rumpelt und pumpelt
In meinem Bauch herum?
Ich meinte, es wären sechs Geißelein,
Doch sind's lauter Wackerstein.«

Und als er an den Brunnen kam und sich über das Wasser bückte und trinken wollte, da zogen ihn die schweren Steine hinein, und er mußte jämmerlich ersaufen. Als die sieben Geißlein das sahen, kamen sie eilig herbeigelaufen und riefen laut: »Der Wolf ist tot! Der Wolf ist tot!« und tanzten mit ihrer Mutter vor Freude um den Brunnen herum.«

*

Eine Geiß ist Mutter von sieben kleinen Geißlein. Sie muss weggehen und warnt ihre Kinder, ja nicht dem Wolf die Tür zu öffnen. Der Wolf steht hier für die existentielle Bedrohung der Geißkinder. Mit einer List verschafft er sich Einlass und verschlingt sechs der Geißlein. Nur das Jüngste ist so gut im Uhrenkasten versteckt, dass er es nicht findet. Der heim-gekommenen Mutter kann es alles erzählen. Sie finden den schlafenden Wolf und bemerken, dass sich noch etwas in seinem Bauch bewegt.

Mutig schneidet die Geiß dem Wolf den Bauch auf und alle sechs Geißlein springen lebendig heraus. Schnell legen sie nun stattdessen sechs Wackersteine in den Bauch.

Der Wolf verspürt beim Erwachen großen Durst, geht zum Brunnen, um zu trinken. Durch den starken Druck wird er nach unten gezogen, fällt hinein und ertrinkt.

Durch den Mut der Geiß wurde der Wolf besiegt. Nun ist die Freude groß:

»Der Wolf ist tot! Der Wolf ist tot!«, singen die Geißlein mit ihrer Mutter und tanzen.

3 Sakralchakra – Sexualität, Kreativität – Der See – Orange

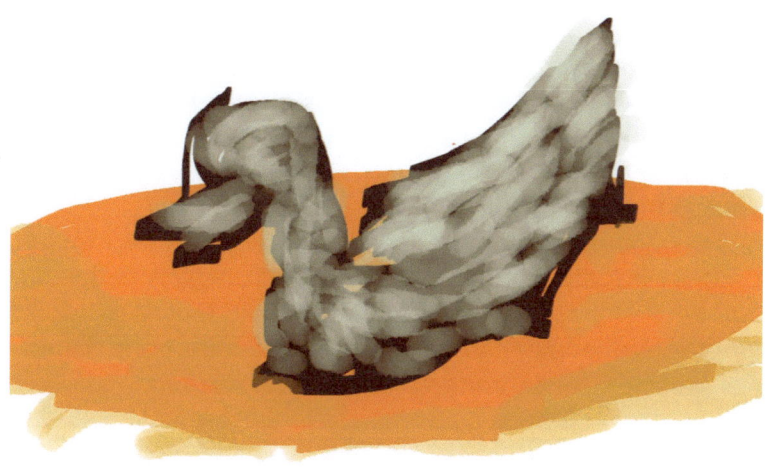

Im Sakralchakra erfahren wir die Energie als ursprüngliche Lebendigkeit, Lust und Kreativität. Dieses Chakra verbindet uns mit unseren Emotionen. Hier können wir die Lust am Leben schmecken und in den energetischen Fluss des Lebens eintauchen. Das Element des Sakralchakras ist das Wasser, die dazugehörige Farbe Orange. Es ist auch der Ursprung unserer Schöpferkraft. Ja, unsere Spontanität als auch die Lust auf neue Erfahrung finden hier ihren Ausdruck. In diesem Chakra wirkt eine reiche Welt der Emotionen, durch die sinnliche, intensive und farbenprächtige Erfahrungen gemacht werden können. Durch sie wird das kreative Spiel der Lebensenergie zu einer das ganze Sein erfassenden Erfahrung des Lebens.

Diese Erfahrungen sind so intensiv, das wir entweder dazu

neigen, uns mit unseren Emotionen zu identifizieren oder uns von der überwältigenden Erfahrung zu verschließen.

Ein weiteres Thema ist die Scham. Der Lebensfluss der Leidenschaft gibt sich in uns schon im Kleinkindalter Ausdruck, ist aber von der Umwelt nicht immer gewünscht. Dieser spontane emotionale Selbstausdruck wird von den Erwachsenen unterbunden. Zurück bleibt das Gefühl von Falschsein, die Scham ... Scham glaubt nicht »Ich habe etwas Falsches gemacht«, sondern »Ich bin falsch«. Sie ist ein intensiver innerer Glaubenssatz, der allgemein stark mit Sexualität verbunden wird.

Wer spielerisch mit seiner Lebendigkeit umgehen möchte, probiert sich aus, einfach, um sich und die eigene Lebendigkeit kennen zu lernen. Scham und Schuld tauchen hier als innere Stimmen der Kindheit immer wieder auf, können nach freundlicher Betrachtung verabschiedet werden.

Reife entwickeln

Wir können nur in unsere Kraft kommen, indem wir unsere Scham und Schuldgefühle überwinden. Es gilt genau hinzuschauen, was zu uns passt. Wo fühle ich mich lebendig? Wie fühle ich mich gut aufgehoben?

Wichtig bei der Sexualität erscheint mir, dass ich nicht nur hinschaue, ob ich meine Scham- und Schuldgefühle überwinde, sondern dass ich authentisch bleibe. Bin ich das noch? Werde ich manipuliert? Ziehe ich eine Show ab? Was mag ich? Ich entwickle gleichzeitig im Stadium des Suchens meinen Geschmack. Ich unterscheide zwischen süßen, sauren, bitteren, scharfen Erfahrungen. Hier kann sich der eigene Stil, die Reife bilden.

3.1 Eigene Erfahrungen

Doktorspiele

Doktorspiele sind Spiele, und das ist wichtig. Als Kinder folgten wir natürlich zunächst unserer Neugierde auf lustvoll verspielte Weise. Es wurde zunächst verglichen und befühlt ... Es war für mich spannend und erregend, zum Teil auch verstörend. Ich erinnere, dass meine Mutter alarmiert in mich drang, als sie beobachtete, wie ich mit Puppen Doktorspiele ›nachspielte‹. Sie klärte mich sofort auf und verbot mir weiteren Umgang mit ›diesem Jungen‹. Ich glaube, es ist eine ganz normale, sensible Mutterreaktion ... Aber zurück bleibt die Beschämung, das Gefühl von den Wünschen her verkehrt zu sein. Denn es hatte doch Spaß gemacht, oder?

Erste Begegnungen

Später, im Mädchengymnasium, wurde die Neugierde noch größer, aber die Möglichkeit eines natürlichen Umgangs mit den Jungen war schwierig. Wer nicht einen älteren Bruder oder Cousin hatte, war dumm dran. In den Pausen wurde in den gängigen Teenagerzeitungen geblättert. Da wurde alles genau beschrieben: Zungenkuss, Petting ...

Eine Freundin bat mich an einem Nachmittag, mit ihr zu üben, laut Anweisung der Zeitschrift. Und das Küssen machte wirklich Spaß und erregte – auch bei Freundinnen! Wir waren erstaunt. Weiter zu gehen, trauten wir uns nicht.

Mit so etwas gaben sich die Jungen der Bekanntschaften aus Tanzschule oder Disco nicht zufrieden. Sie wollten mehr erforschen, mehr Körper ...

Ungeschriebenes Gesetz war hier, allerlei Spielarten mitzumachen, jedoch nie bis zum Letzten zu gehen. Nun berichteten aber zwei Mädels unserer Klasse hinter vorgehaltener Hand über weitergehende Erfahrungen. Aus Bemerkungen im Biologieunterricht wurde hier unsere Lehrerin alarmiert.

Und hier wiederholte sich die starke Reaktion meiner Mutter in Person der Lehrerin: Sie verteilte Zettel, auf denen jede von uns anonym mit JA oder NEIN mitteilen sollte, ob sie schon Verkehr mit einem Mann hatte. Und wir antworteten alle wahrheitsgemäß ... Jedenfalls entsprach das Ergebnis, das sie entsetzt verkündete, und mit dem sie zur Schulleitung ging, dem was wir wussten.

Ich gehörte nicht zu den ›schwarzen Schafen‹. Die Befragung als auch die Gespräche im Unterricht bestärkten trotzdem in mir das Gefühl, in meinem sexuellen Lustbedürfnis potentiell falsch zu sein!

Im Zen-Zentrum Miami
Mit zunehmender Reife gingen bei mir Sexualität und Kreativität den Weg der freiwilligen Bändigung, Zähmung ... Offen zum Ausdruck kam dies, als ich von meiner Zenmeisterin Prabhasa Dharma Roshi die Bodhisattvagelübde nahm. Eines der Gelübde besagt: ›Not to engage in improper sexual relations ...‹ Ich interpretiere ›improper sexual relations‹ für mich als sexuelle Beziehung ohne menschliche Tiefe. Diese Einschränkung entspricht mir.

Dass Sexualität und Kreativität nah beieinanderliegen, erfuhr ich 1989 bei meinem neunmonatigen Aufenthalt im International Zen Center of America in Miami. Während dieser Zeit wurde selbstverständlich das Gelübde zur Sexualität so interpretiert, dass ich sexuell völlig enthaltsam bin, aber auch keinerlei Kunst ausübe. Es wurde mir dahingehend vermittelt, dass ich meine Energie für das Koanstudium bündeln muss.

Eine Ausnahme bildete ein Gedicht, das ich schrieb, als ich mir bei der Küchenarbeit im Zen-Zentrum die Fingerkuppe abgeschnitten hatte. Das dazugehörige Gedicht wurde sogar veröffentlicht. Ich sah im profanen Küchenunfall eine tiefe Erschütterung – Erleuchtungserfahrung ...

Es war spannend zu erleben, wie übermächtig groß in mir –
durch das Verbot – der Wunsch nach künstlerischem Ausdruck wurde. Ich wollte meine inneren Erfahrungen male-
risch ausdrücken. Malerei und auch Lyrik sind für mich eine
Möglichkeit, in den kreativen, energetischen Fluss zu kommen. Sehr oft fühle ich mich richtig erleichtert nach einem
gelungenen Gedicht, einem vollendeten Bild.

Tanz

Sieh ihn, den Moment,
Mit dir entstehen
Wie auch vergehen
Im Augenblick!
Sieh in freier Bewegung
Etwas entstehen
Ungewollt werden
Voll Hingabe
An das Sosein.

3.2 Märchen zum Sakralchakra

Der Froschkönig oder der eiserne Heinrich Märchentext:

*»In den alten Zeiten, wo das Wünschen noch geholfen hat, lebte ein
König, dessen Töchter waren alle schön; aber die jüngste war so schön,
daß die Sonne selber, die doch so vieles gesehen hat, sich verwunderte,
sooft sie ihr ins Gesicht schien. Nahe bei dem Schlosse des Königs
lag ein großer dunkler Wald, und in dem Walde unter einer alten
Linde war ein Brunnen; wenn nun der Tag recht heiß war, so ging
das Königskind hinaus in den Wald und setzte sich an den Rand des
kühlen Brunnens – und wenn sie Langeweile hatte, so nahm sie eine
goldene Kugel, warf sie in die Höhe und fing sie wieder; und das war
ihr liebstes Spielwerk.*

Nun trug es sich einmal zu, daß die goldene Kugel der Königstochter nicht in ihr Händchen fiel, das sie in die Höhe gehalten hatte, sondern vorbei auf die Erde schlug und geradezu ins Wasser hineinrollte. Die Königstochter folgte ihr mit den Augen nach, aber die Kugel verschwand, und der Brunnen war tief, so tief, daß man keinen Grund sah. Da fing sie an zu weinen und weinte immer lauter und konnte sich gar nicht trösten. Und wie sie so klagte, rief ihr jemand zu: »Was hast du vor, Königstochter, du schreist ja, daß sich ein Stein erbarmen möchte.« *Sie sah sich um, woher die Stimme käme, da erblickte sie einen Frosch, der seinen dicken, häßlichen Kopf aus dem Wasser streckte.* »Ach, du bist's, alter Wasserpatscher,« *sagte sie,* »ich weine über meine goldene Kugel, die mir in den Brunnen hinabgefallen ist.« — »Sei still und weine nicht,« *antwortete der Frosch,* »ich kann wohl Rat schaffen, aber was gibst du mir, wenn ich dein Spielwerk wieder heraufhole?« — »Was du haben willst, lieber Frosch,« *sagte sie;* »meine Kleider, meine Perlen und Edelsteine, auch noch die goldene Krone, die ich trage.« *Der Frosch antwortete:* »Deine Kleider, deine Perlen und Edelsteine und deine goldene Krone, die mag ich nicht: aber wenn du mich liebhaben willst, und ich soll dein Geselle und Spielkamerad sein, an deinem Tischlein neben dir sitzen, von deinem goldenen Tellerlein essen, aus deinem Becherlein trinken, in deinem Bettlein schlafen: wenn du mir das versprichst, so will ich hinuntersteigen und dir die goldene Kugel wieder heraufholen.« — »Ach ja,« *sagte sie,* »ich verspreche dir alles, was du willst, wenn du mir nur die Kugel wieder bringst.« *Sie dachte aber: Was der einfältige Frosch schwätzt! Der sitzt im Wasser bei seinesgleichen und quakt und kann keines Menschen Geselle sein.*

Der Frosch, als er die Zusage erhalten hatte, tauchte seinen Kopf unter, sank hinab, und über ein Weilchen kam er wieder heraufgerudert, hatte die Kugel im Maul und warf sie ins Gras. Die Königstochter war voll Freude, als sie ihr schönes Spielwerk wieder erblickte, hob es auf und sprang damit fort. »Warte, warte,« *rief der Frosch,* »nimm mich mit, ich kann nicht so laufen wie du!« *Aber was half es ihm, daß er ihr sein Quak, Quak so laut nachschrie, als er konnte! Sie hörte nicht darauf, eilte nach Hause und hatte bald den armen Frosch vergessen, der wieder in seinen Brunnen hinabsteigen mußte.*

*Am andern Tage, als sie mit dem König und allen Hofleuten sich zur
Tafel gesetzt hatte und von ihrem goldenen Tellerlein aß, da kam, plitsch
platsch, plitsch platsch, etwas die Marmortreppe heraufgekrochen, und
als es oben angelangt war, klopfte es an die Tür und rief: »Königstochter,
jüngste, mach mir auf!« Sie lief und wollte sehen, wer draußen wäre, als
sie aber aufmachte, so saß der Frosch davor. Da warf sie die Tür hastig
zu, setzte sich wieder an den Tisch, und es war ihr ganz angst. Der
König sah wohl, daß ihr das Herz gewaltig klopfte, und sprach: »Mein
Kind, was fürchtest du dich, steht etwa ein Riese vor der Tür und will
dich holen?« – »Ach nein,« antwortete sie, »es ist kein Riese, sondern ein
garstiger Frosch.« – »Was will der Frosch von dir?« – »Ach, lieber Vater,
als ich gestern im Wald bei dem Brunnen saß und spielte, da fiel meine
goldene Kugel ins Wasser. Und weil ich so weinte, hat sie der Frosch
wieder heraufgeholt, und weil er es durchaus verlangte, so versprach ich
ihm, er sollte mein Geselle werden; ich dachte aber nimmermehr, daß er
aus seinem Wasser herauskönnte. Nun ist er draußen und will zu mir
herein.« Und schon klopfte es zum zweitenmal und rief:*

> *»Königstochter, jüngste,*
> *Mach mir auf,*
> *Weißt du nicht, was gestern*
> *Du zu mir gesagt*
> *Bei dem kühlen Wasserbrunnen?*
> *Königstochter, jüngste,*
> *Mach mir auf!«*

*Da sagte der König: »Was du versprochen hast, das mußt du auch
halten; geh nur und mach ihm auf.« Sie ging und öffnete die Türe, da
hüpfte der Frosch herein, ihr immer auf dem Fuße nach, bis zu ihrem
Stuhl. Da saß er und rief: »Heb mich herauf zu dir.« Sie zauderte, bis es
endlich der König befahl. Als der Frosch erst auf dem Stuhl war, wollte
er auf den Tisch, und als er da saß, sprach er: »Nun schieb mir dein
goldenes Tellerlein näher, damit wir zusammen essen.« Das tat sie zwar,
aber man sah wohl, daß sie's nicht gerne tat. Der Frosch ließ sich's gut
schmecken, aber ihr blieb fast jedes Bißlein im Halse. Endlich sprach
er: »Ich habe mich sattgegessen und bin müde; nun trag mich in dein*

Kämmerlein und mach dein seiden Bettlein zurecht, da wollen wir uns schlafen legen.« Die Königstochter fing an zu weinen und fürchtete sich vor dem kalten Frosch, den sie nicht anzurühren getraute und der nun in ihrem schönen, reinen Bettlein schlafen sollte. Der König aber ward zornig und sprach: »Wer dir geholfen hat, als du in der Not warst, den sollst du hernach nicht verachten.« Da packte sie ihn mit zwei Fingern, trug ihn hinauf und setzte ihn in eine Ecke. Als sie aber im Bett lag, kam er gekrochen und sprach: »Ich bin müde, ich will schlafen so gut wie du: heb mich herauf, oder ich sag's deinem Vater.« Da ward sie erst bitterböse, holte ihn herauf und warf ihn aus allen Kräften wider die Wand: »Nun wirst du Ruhe haben, du garstiger Frosch.«

Als er aber herabfiel, war er kein Frosch, sondern ein Königssohn mit schönen und freundlichen Augen. Der war nun nach ihres Vaters Willen ihr lieber Geselle und Gemahl. Da erzählte er ihr, er wäre von einer bösen Hexe verwünscht worden, und niemand hätte ihn aus dem Brunnen erlösen können als sie allein, und morgen wollten sie zusammen in sein Reich gehen. Dann schliefen sie ein, und am andern Morgen, als die Sonne sie aufweckte, kam ein Wagen herangefahren, mit acht weißen Pferden bespannt, die hatten weiße Straußfedern auf dem Kopf und gingen in goldenen Ketten, und hinten stand der Diener des jungen Königs, das war der treue Heinrich. Der treue Heinrich hatte sich so betrübt, als sein Herr war in einen Frosch verwandelt worden, daß er drei eiserne Bande hatte um sein Herz legen lassen, damit es ihm nicht vor Weh und Traurigkeit zerspränge. Der Wagen aber sollte den jungen König in sein Reich abholen; der treue Heinrich hob beide hinein, stellte sich wieder hinten auf und war voller Freude über die Erlösung.

Und als sie ein Stück Wegs gefahren waren, hörte der Königssohn, daß es hinter ihm krachte, als wäre etwas zerbrochen. Da drehte er sich um und rief:

»Heinrich, der Wagen bricht!«
»Nein, Herr, der Wagen nicht,
Es ist ein Band von meinem Herzen,
Das da lag in großen Schmerzen,

Als Ihr in dem Brunnen saßt,
Als Ihr eine Fretsche (Frosch) wast (wart).«

Noch einmal und noch einmal krachte es auf dem Weg, und der Königssohn meinte immer, der Wagen bräche, und es waren doch nur die Bande, die vom Herzen des treuen Heinrich absprangen, weil sein Herr erlöst und glücklich war.«

*

Im Märchen Froschkönig erleben wir mit, wie die Sicht zur Sexualität durch INTEGRITÄT blockiert aber im Zusammenhang mit authentischem Verhalten erlöst werden kann.

Die Königstochter will sich an ihr Versprechen nicht erinnern, aber der König spricht zu ihr: »*Dein Versprechen musst du halten. Geh nur und mach ihm auf.*«
Als sie den Frosch nicht mit in ihr Bett lassen will, wird ihr Vater zornig und sagt: »*Der Frosch hat dir in Not geholfen. Darum darfst du ihn jetzt nicht verachten.*«
Scham und Schuldgefühle sind mit Abscheu verbunden und stehen der Lust im Wege. Die Königstochter musste ihrer Abscheu Ausdruck verleihen. Im Märchen heißt es: ‚Da packte sie ihn voll Zorn und warf ihn gegen die Wand ...‹ Sie ging durch ihre Aversion hindurch, bevor sie als Königin das Reich des erlösten Prinzen betreten kann.

Rotkäppchen Märchentext:

»Es war einmal ein kleines süßes Mädchen, das hatte jedermann lieb, der sie nur ansah, am allerliebsten aber ihre Großmutter, die wusste gar nicht, was sie alles dem Kinde geben sollte. Einmal schenkte sie ihm ein Käppchen von rotem Samt, und weil ihm das so wohl stand, und es nichts anders mehr tragen wollte, hieß es nur das Rotkäppchen. Eines Tages sprach seine Mutter zu ihm: »Komm, Rotkäppchen, da hast du

ein Stück Kuchen und eine Flasche Wein, bring das der Großmutter hinaus; sie ist krank und schwach und wird sich daran laben. Mach dich auf, bevor es heiß wird, und wenn du hinauskommst, so geh hübsch sittsam und lauf nicht vom Wege ab, sonst fällst du und zerbrichst das Glas, und die Großmutter hat nichts. Und wenn du in ihre Stube kommst, so vergiss nicht guten Morgen zu sagen und guck nicht erst in allen Ecken herum!«

»Ich will schon alles richtig machen,« sagte Rotkäppchen zur Mutter, und gab ihr die Hand darauf. Die Großmutter aber wohnte draußen im Wald, eine halbe Stunde vom Dorf. Wie nun Rotkäppchen in den Wald kam, begegnete ihm der Wolf. Rotkäppchen aber wusste nicht, was das für ein böses Tier war, und fürchtete sich nicht vor ihm. »Guten Tag, Rotkäppchen!« sprach er. »Schönen Dank, Wolf!« – »Wo hinaus so früh, Rotkäppchen?« – »Zur Großmutter.« – »Was trägst du unter der Schürze?« – »Kuchen und Wein. Gestern haben wir gebacken, da soll sich die kranke und schwache Großmutter etwas zugut tun und sich damit stärken.« – »Rotkäppchen, wo wohnt deine Großmutter?« – »Noch eine gute Viertelstunde weiter im Wald, unter den drei großen Eichbäumen, da steht ihr Haus, unten sind die Nusshecken, das wirst du ja wissen,« sagte Rotkäppchen. Der Wolf dachte bei sich: Das junge, zarte Ding, das ist ein fetter Bissen, der wird noch besser schmecken als die Alte. Du musst es listig anfangen, damit du beide schnappst. Da ging er ein Weilchen neben Rotkäppchen her, dann sprach er: »Rotkäppchen, sieh einmal die schönen Blumen, die ringsumher stehen. Warum guckst du dich nicht um? Ich glaube, du hörst gar nicht, wie die Vöglein so lieblich singen? Du gehst ja für dich hin, als wenn du zur Schule gingst, und ist so lustig haussen in dem Wald.«

Rotkäppchen schlug die Augen auf, und als es sah, wie die Sonnenstrahlen durch die Bäume hin und her tanzten und alles voll schöner Blumen stand, dachte es: Wenn ich der Großmutter einen frischen Strauß mitbringe, der wird ihr auch Freude machen; es ist so früh am Tag, dass ich doch zu rechter Zeit ankomme, lief vom Wege ab in den Wald hinein und suchte Blumen. Und wenn es eine gebrochen hatte, meinte es, weiter hinaus stände eine schönere, und lief danach und geriet immer tiefer in den Wald hinein. Der Wolf aber ging geradewegs nach dem Haus der Großmutter und klopfte an die Türe. »Wer ist draußen?« – »Rotkäppchen, das bringt Kuchen und Wein, mach auf!« – »Drück nur auf die Klinke!« *rief die Großmutter,* »ich bin zu schwach und kann nicht aufstehen.« *Der Wolf drückte auf die Klinke, die Türe sprang auf und er ging, ohne ein Wort zu sprechen, gerade zum Bett der Großmutter und verschluckte sie. Dann tat er ihre Kleider an, setzte ihre Haube auf, legte sich in ihr Bett und zog die Vorhänge vor.*

Rotkäppchen aber, war nach den Blumen herumgelaufen, und als es so viel zusammen hatte, dass es keine mehr tragen konnte, fiel ihm die Großmutter wieder ein, und es machte sich auf den Weg zu ihr. Es wunderte sich, dass die Tür aufstand, und wie es in die Stube trat, so kam es ihm so seltsam darin vor, dass es dachte: Ei, du mein Gott, wie ängstlich wird mir's heute zumut, und bin sonst so gerne bei der Großmutter! Es rief: »Guten Morgen,« *bekam aber keine Antwort. Darauf ging es zum Bett und zog die Vorhänge zurück. Da lag die Großmutter und hatte die Haube tief ins Gesicht gesetzt und sah so wunderlich aus.* »Ei, Großmutter, was hast du für große Ohren!« – »Dass ich dich besser hören kann!« – »Ei, Großmutter, was hast du für große Augen!« – »Dass ich dich besser sehen kann!« – »Ei, Großmutter, was hast du für große Hände!« – »Dass ich dich besser packen kann!« – »Aber, Großmutter, was hast du für ein entsetzlich großes Maul!« – »Dass ich dich besser fressen kann!« *Kaum hatte der Wolf das gesagt, so tat er einen Satz aus dem Bette und verschlang das arme Rotkäppchen.*

Wie der Wolf seinen Appetit gestillt hatte, legte er sich wieder ins Bett, schlief ein und fing an, überlaut zu schnarchen. Der Jäger ging eben an dem Haus vorbei und dachte: Wie die alte Frau schnarcht! Du musst doch sehen, ob ihr etwas fehlt. Da trat er in die Stube, und wie er vor das Bette kam, so sah er, dass der Wolf darin lag. »Finde ich dich hier, du alter Sünder,« *sagte er,* »ich habe dich lange gesucht.« *Nun wollte er seine Büchse anlegen, da fiel ihm ein, der Wolf könnte die Großmutter gefressen haben und sie wäre noch zu retten, schoss nicht, sondern nahm eine Schere und fing an, dem schlafenden Wolf den Bauch aufzuschneiden. Wie er ein paar Schnitte getan hatte, da sah er das rote Käppchen leuchten, und noch ein paar Schnitte, da sprang das Mädchen heraus und rief:* »*Ach, wie war ich erschrocken, wie war's so dunkel in dem Wolf seinem Leib!*« *Und dann kam die alte Großmutter auch noch lebendig heraus und konnte kaum atmen. Rotkäppchen aber holte geschwind große Steine, damit füllten sie dem Wolf den Leib, und wie er aufwachte, wollte er fortspringen, aber die Steine waren so schwer, dass er gleich niedersank und sich totfiel.*

Da waren alle drei vergnügt. Der Jäger zog dem Wolf den Pelz ab und ging damit heim, die Großmutter aß den Kuchen und trank den Wein, den Rotkäppchen gebracht hatte, und erholte sich wieder; Rotkäppchen aber dachte: Du willst dein Lebtag nicht wieder allein vom Wege ab in den Wald laufen, wenn dir's die Mutter verboten hat.

Es wird auch erzählt, dass einmal, als Rotkäppchen der alten Großmutter wieder Gebackenes brachte, ein anderer Wolf es angesprochen und vom Wege habe ableiten wollen. Rotkäppchen aber hütete sich und ging geradefort seines Wegs und sagte der Großmutter, dass es dem Wolf begegnet wäre, der ihm guten Tag gewünscht, aber so bös aus den Augen geguckt hätte: »*Wenn's nicht auf offener Straße gewesen wäre, er hätte mich gefressen.*« — »*Komm,*« *sagte die Großmutter,* »*wir wollen die Türe verschließen, dass er nicht hereinkann.*« *Bald danach klopfte der Wolf an und rief:* »*Mach auf, Großmutter, ich bin das Rotkäppchen, ich bring dir Gebackenes.*« *Sie schwiegen aber und machten die Türe nicht auf. Da schlich der Graukopf etlichemal um das Haus, sprang endlich aufs Dach und wollte warten, bis Rotkäppchen abends nach Hause ginge, dann wollte er ihm nachschleichen und wollt's in der Dunkelheit fressen. Aber die Großmutter merkte, was er im Sinne hatte. Nun stand vor dem Haus ein großer Steintrog, Da sprach sie zu dem Kind:* »*Nimm den Eimer, Rotkäppchen, gestern hab ich Würste gekocht, da trag das Wasser, worin sie gekocht sind, in den Trog!*« *Rotkäppchen trug so lange, bis der große, große Trog ganz voll war. Da stieg der Geruch von den Würsten dem Wolf in die Nase. Er schnupperte und guckte hinab, endlich machte er den Hals so lang, dass er sich nicht mehr halten konnte, und anfing zu rutschen; so rutschte er vom Dach herab, gerade in den großen Trog hinein und ertrank. Rotkäppchen aber ging fröhlich nach Haus, und von nun an tat ihm niemand mehr etwas zuleide.*

*

Bei dem Märchen Rotkäppchen geht es um das sexuelle Rollenbild von Männlichkeit zur Weiblichkeit. Das Rotkäppchen macht sich auf, seine Großmutter zu besuchen. Hier könnte die rote Kappe auf die erste Monatsblutung hindeuten ... Die Großmutter steht hier für das archetypische Frausein. Rotkäppchen wird zur Frau ...
Ihr wird eingeschärft, nicht vom Weg abzugehen. Auf dem Weg begegnet ihr der Wolf als ungebändigte, verschlingende männliche Sexualität. Er öffnet ihr die Augen für das schöne Vogelgezwitscher und die schönen Blumen. Rotkäppchen beschließt, der Großmutter einen Blumenstrauß zu pflücken und geht immer tiefer in den Wald hinein. Währenddessen verschlingt der Wolf die Großmutter als das Frausein und später Rotkäppchen selbst.

Nun erscheint der Jäger als männlicher Gegenpol in der Geschichte. Er verkörpert die gebändigte Kraft des Mannes in der Rolle als Beschützer der Frau. Der Wolf wird überlistet und muss ertrinken, damit die Frauen in ihrem kraftvollen Selbstausdruck gerettet werden können. Jedoch ist ein Jäger nicht ohne seinen Hund denkbar – zwar gezähmt und treu ergeben, aber verspielt ... Das neue Rollenbild des Mannes: beschützend, aber stets zum Spiel aufgelegt.

4 Solarplexus – Weisheit, Macht – Der Vulkan – Gelb

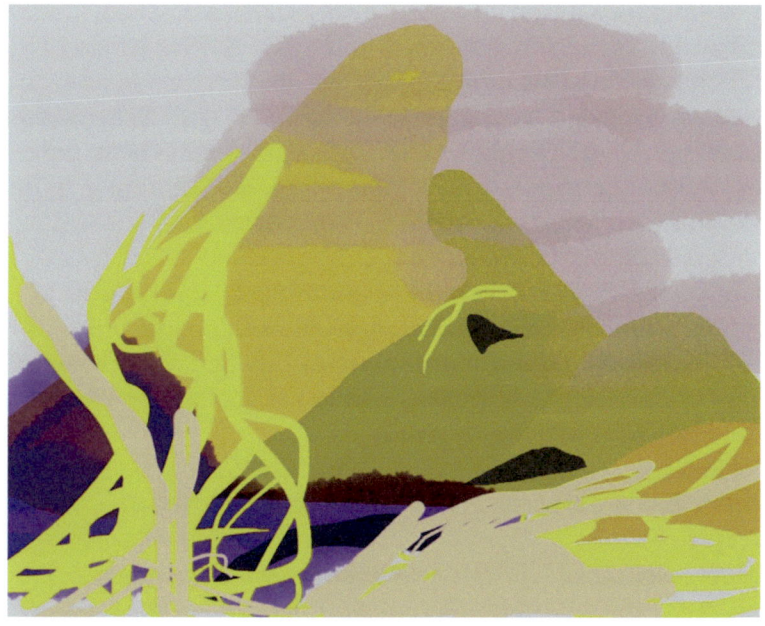

Im Solarplexus befinden sich als energetisches Grundprinzip die Gestaltung des Seins sowie Wille und Durchsetzungsvermögen. Es ist der Sitz der reifen Persönlichkeit, der Macht und der Kraft. Dieses Zentrum vermittelt uns im gut entwickelten Zustand das Gefühl, in unserer Mitte zu sein. Hier sitzt das Gefühl für Selbstwert. Diese Energie geht in Resonanz mit der Farbe Gelb. Das dazugehörige Element ist Feuer.

Mit zunehmender Reife bildet sich hier eine Sicht für VERBUNDENHEIT und EINHEIT. Zugehörig zu dieser Energie sind die Verdauungsorgane – die Verarbeitung von Erfahrungen und komplexeren Emotionen. Durch die Verarbeitung werden sie in eine mentale Struktur aus Gedankenformen und Überzeugungen gebracht. Daraus bildet sich die Selbstwahrnehmung als Persönlichkeit.

Fehlgeleitet werden kann diese Entwicklung durch zu starke Orientierung an äußeren Einflüssen. Das an sich weise Kind möchte seinen Eltern gefallen. Dabei verliert es den energetischen Zugang zum Wissen seiner Mitte, weil es sich zwanghaft kontrolliert. Dieses Verhalten setzt sich dann beim Schüler, Auszubildenden, Angestellten fort. Sie wähnen sich im Konkurrenzkampf und gehen rücksichtslos vor.

Die hieraus resultierende Blockade sind Unruhe und Unzufriedenheit, Kontrollzwang und Rücksichtslosigkeit. Der fehlende Zugang zur eigenen Mitte führt zum Glauben an den Materialismus und dem Gefühl von Isolation.

4.1 Eigene Erfahrung: Blockaden in der Schule

Meine Schulzeit war eher dazu angetan, Blockaden aufzubauen. Besonders im Gymnasium wurde Leistungsdruck aufgebaut. Es ging hauptsächlich darum, rezeptiv viel Wissen aufzunehmen und zu verarbeiten. Das Klima in den Klassen war nicht freundschaftlich. Die Schüler glichen einer Affenhorde, in der sich die Stärksten behaupteten und die anderen um Führer scharrten. Manchmal waren Körperkräfte, gute Noten oder einfach Selbstbewusstsein notwendig, um sich durchzusetzen. Ich orientierte mich fast nur nach dem, was meine Lehrer und auch meine Mitschüler erwarteten. Meine eigene Mitte war aus meinem Blickfeld gewichen. Im Nachhinein empfinde ich positiv, dass ich mein Unglück bewusst wahrnahm. Ich nannte es für mich meinen ›Weltschmerz‹. Es war das Gefühl, vieles sei falsch im Leben, allgemein in meinem Leben! Aber ich konnte es nicht benennen.

Ich glich einer der ehrgeizigen Stiefschwestern von Aschenputtel. Aber ich nahm den unerträglichen Schmerz wahr. Ich erkannte, dass der Schuh drückt, fühlte mich dem Schmerz jedoch hilflos ausgeliefert.

Was mich damals getragen hat, waren freundschaftliche Beziehungen zu Mitschülern, später zu wirklichen Freunden. Ich erinnere mich, dass ich im Alter von elf bis zwölf Jahren gern mit einer Mitschülerin zusammen von der Schule nach Hause ging, mit immer länger werdenden Umwegen. Dieser gemeinsame Weg war sehr kraftvoll. Wir waren füreinander da, sprachen beiläufig mal was an und zentrierten uns.

Freunde, die mich erst einmal so akzeptierten, wie ich bin, haben mir sehr geholfen, in meiner Mitte zu sein – und ich ihnen auch.

4.2 Märchen zum Solarplexus

Die Märchen, die die Entwicklung des Solarplexus zum Thema haben, sind thematisch Heldenreisen. Der Held beweist sich und findet im gut entwickelten Zustand sogar Freunde, die ihn unterstützen, mit denen er verbunden ist.

Rumpelstilzchen Märchentext:

»Es war einmal ein Müller, der war arm, aber er hatte eine schöne Tochter. Nun traf es sich, daß er mit dem König zu sprechen kam, und um sich ein Ansehen zu geben, sagte er zu ihm: »Ich habe eine Tochter, die kann Stroh zu Gold spinnen.« Der König sprach zum Müller: »Das ist eine Kunst, die mir wohl gefällt, wenn deine Tochter so geschickt ist,

wie du sagst, so bring sie morgen in mein Schloß, da will ich sie auf die Probe stellen.«

Als nun das Mädchen zu ihm gebracht ward, führte er es in eine Kammer, die ganz voll Stroh lag, gab ihr Rad und Haspel und sprach: »Jetzt mache dich an die Arbeit, und wenn du diese Nacht durch bis morgen früh dieses Stroh nicht zu Gold versponnen hast, so mußt du sterben.« Darauf schloß er die Kammer selbst zu, und sie blieb allein darin. Da saß nun die arme Müllerstochter und wußte um ihr Leben keinen Rat: sie verstand gar nichts davon, wie man Stroh zu Gold spinnen konnte, und ihre Angst ward immer größer, daß sie endlich zu weinen anfing. Da ging auf einmal die Türe auf, und trat ein kleines Männchen herein und sprach: »Guten Abend, Jungfer Müllerin, warum weint Sie so sehr?«

»Ach,« antwortete das Mädchen, »ich soll Stroh zu Gold spinnen und verstehe das nicht.« Sprach das Männchen: »Was gibst du mir, wenn ich dirs spinne?« – »Mein Halsband,« sagte das Mädchen. Das Männchen nahm das Halsband, setzte sich vor das Rädchen, und schnurr, schnurr, schnurr, dreimal gezogen, war die Spule voll. Dann steckte es eine andere auf, und schnurr, schnurr, schnurr, dreimal gezogen, war auch die zweite voll: und so gings fort bis zum Morgen, da war alles Stroh versponnen, und alle Spulen waren voll Gold.

Bei Sonnenaufgang kam schon der König, und als er das Gold erblickte, erstaunte er und freute sich, aber sein Herz ward nur noch geldgieriger. Er ließ die Müllerstochter in eine andere Kammer voll Stroh bringen, die noch viel größer war, und befahl ihr, das auch in einer Nacht zu spinnen, wenn ihr das Leben lieb wäre. Das Mädchen wußte sich nicht zu helfen und weinte, da ging abermals die Türe auf, und das kleine Männchen erschien und sprach: »Was gibst du mir, wenn ich dir das Stroh zu Gold spinne?«

»Meinen Ring von dem Finger,« antwortete das Mädchen. Das Männchen nahm den Ring, fing wieder an zu schnurren mit dem Rade und hatte bis zum Morgen alles Stroh zu glänzendem Gold gesponnen. Der

König freute sich über die Maßen bei dem Anblick, war aber noch immer nicht Goldes satt, sondern ließ die Müllerstochter in eine noch größere Kammer voll Stroh bringen und sprach: »Die mußt du noch in dieser Nacht verspinnen: gelingt dir's aber, so sollst du meine Gemahlin werden.« *–* »Wenn's auch eine Müllerstochter ist,« *dachte er,* »eine reichere Frau finde ich in der ganzen Welt nicht.« *Als das Mädchen allein war, kam das Männlein zum drittenmal wieder und sprach:* »Was gibst du mir, wenn ich dir noch diesmal das Stroh spinne?« *–* »Ich habe nichts mehr, das ich geben könnte,« *antwortete das Mädchen.* »So versprich mir, wenn du Königin wirst, dein erstes Kind.« *–* »Wer weiß, wie das noch geht,« *dachte die Müllerstochter und wußte sich auch in der Not nicht anders zu helfen; sie versprach also dem Männchen, was es verlangte, und das Männchen spann dafür noch einmal das Stroh zu Gold. Und als am Morgen der König kam und alles fand, wie er gewünscht hatte, so hielt er Hochzeit mit ihr, und die schöne Müllerstochter ward eine Königin.*

Über ein Jahr brachte sie ein schönes Kind zur Welt und dachte gar nicht mehr an das Männchen: da trat es plötzlich in ihre Kammer und sprach: »Nun gib mir, was du versprochen hast.« *Die Königin erschrak und bot dem Männchen alle Reichtümer des Königreichs an, wenn es ihr das Kind lassen wollte: aber das Männchen sprach:* »Nein, etwas Lebendes ist mir lieber als alle Schätze der Welt.« *Da fing die Königin so an zu jammern und zu weinen, daß das Männchen Mitleiden mit ihr hatte:* »Drei Tage will ich dir Zeit lassen,« *sprach er,* »wenn du bis dahin meinen Namen weißt, so sollst du dein Kind behalten.«

Nun besann sich die Königin die ganze Nacht über auf alle Namen, die sie jemals gehört hatte, und schickte einen Boten über Land, der sollte sich erkundigen weit und breit, was es sonst noch für Namen gäbe. Als am andern Tag das Männchen kam, fing sie an mit Kaspar, Melchior, Balzer, und sagte alle Namen, die sie wußte, nach der Reihe her, aber bei jedem sprach das Männlein: »So heiß ich nicht.« *Den zweiten Tag ließ sie in der Nachbarschaft herumfragen, wie die Leute da genannt würden, und sagte dem Männlein die ungewöhnlichsten und seltsams-*

ten Namen vor »Heißt du vielleicht Rippenbiest oder Hammelswade oder Schnürbein?« Aber es antwortete immer: »So heiß ich nicht.«

Den dritten Tag kam der Bote wieder zurück und erzählte: »Neue Namen habe ich keinen einzigen finden können, aber wie ich an einen hohen Berg um die Waldecke kam, wo Fuchs und Has sich gute Nacht sagen, so sah ich da ein kleines Haus, und vor dem Haus brannte ein Feuer, und um das Feuer sprang ein gar zu lächerliches Männchen, hüpfte auf einem Bein und schrie:

»Heute back ich,
Morgen brau ich,
Übermorgen hol ich der Königin ihr Kind;
Ach, wie gut ist, daß niemand weiß,
daß ich Rumpelstilzchen heiß!«

Da könnt ihr denken, wie die Königin froh war, als sie den Namen hörte, und als bald hernach das Männlein hereintrat und fragte: »Nun, Frau Königin, wie heiß ich?« fragte sie erst: »Heißest du Kunz?« – »Nein.« – »Heißest du Heinz?« – »Nein.« – »Heißt du etwa Rumpelstilzchen?«

»Das hat dir der Teufel gesagt, das hat dir der Teufel gesagt,« schrie das Männlein und stieß mit dem rechten Fuß vor Zorn so tief in die Erde, daß es bis an den Leib hineinfuhr, dann packte es in seiner Wut den linken Fuß mit beiden Händen und riß sich selbst mitten entzwei.«

*

»Meine Tochter kann Stroh zu Gold spinnen!«

Das behauptet der ehrgeizige Müller, damit der König seine Gesellschaft möchte, und die liebe Tochter widersetzt sich dem nicht, sondern fordert es sich ab. Bei Versagen wird ihr der Tod angedroht.

Um die Aufgabe zu erfüllen, nimmt sie Hilfe von außen an, magische Hilfe ...

Der magische Zwerg fordert als Gegenleistung das erste Kind, aber er kann nicht widerstehen, sich auf ein Spiel einzulassen: Wenn die Königin seinen Namen errät, darf sie ihr Kind behalten. Das Kind ist hier mehr als der Augapfel seiner Mutter. Es ist der Schlüssel zur Macht, zum Verbleib im Königreich ... Wie wir wissen, hat sie es mit Hilfe eines treu ergebenen Jägers geschafft, den Namen zu erfahren! Allein konnte sie den Zwerg nicht besiegen, nur in Verbundenheit mit treu ergebenen Freunden ist die Erlösung möglich. Der Jäger belauscht den Zwerg beim wilden Tanz und Gesang.

»Heute back'ich,
  Morgen brau'ich,
  Übermorgen hol' ich der Königin ihr Kind.
  Ach, wie gut ist, dass niemand weiß, dass ich Rumpelstilzchen heiß!«

Dank des Jägers erfuhr die Müllerstochter den Namen des Zwerges. Sie blieb mächtig und der Wicht musste untergehen!

Das tapfere Schneiderlein Märchentext:

»An einem Sommermorgen sass ein Schneiderlein auf seinem Tisch am Fenster, war guter Dinge und nähte aus Leibeskräften. Da kam eine Bauersfrau die Strasse herab und rief: »Gut Mus feil! Gut Mus feil!«
Das klang dem Schneiderlein lieblich in die Ohren, er steckte sein zartes Haupt zum Fenster hinaus und rief: »Hier herauf, liebe Frau, hier wird sie ihre Ware los.«

Die Frau stieg die drei Treppen mit ihrem schweren Korbe zu dem Schneider herauf und musste die Töpfe sämtlich vor ihm auspacken.

Er besah sie alle, hob sie in die Höhe, hielt die Nase dran und sagte endlich: »Das Mus scheint mir gut, wieg sie mir doch vier Lot ab, liebe Frau, wenn's auch ein Viertelpfund ist, kommt es mir nicht darauf an.« Die Frau, welche gehofft hatte, einen guten Absatz zu finden, gab ihm, was er verlangte, ging aber ganz ärgerlich und brummig fort. »Nun, das Mus soll mir Gott gesegnen,« rief das Schneiderlein, »und soll mir Kraft und Stärke geben,« holte das Brot aus dem Schrank, schnitt sich ein Stück über den ganzen Laib und strich das Mus darüber. »Das wird nicht bitter schmecken,« sprach er, »aber erst will ich den Wams fertig machen, eh ich anbeisse.« Er legte das Brot neben sich, nähte weiter und machte vor Freude immer grössere Stiche.

Indes stieg der Geruch von dem süssen Mus hinauf an die Wand, wo die Fliegen in grosser Menge sassen, so dass sie herangelockt wurden und sich scharenweis darauf niederliessen. »Ei, wer hat euch eingeladen?« sprach das Schneiderlein und jagte die ungebetenen Gäste fort. Die Fliegen aber, die kein Deutsch verstanden, liessen sich nicht abweisen, sondern kamen in immer grösserer Gesellschaft wieder. Da lief dem Schneiderlein endlich, wie man sagt, die Laus über die Leber, es langte aus seiner Hölle nach einem Tuchlappen, und »wart, ich will es euch geben!« schlug es unbarmherzig drauf. Als es abzog und zählte, so lagen nicht weniger als sieben vor ihm tot und streckten die Beine. »Bist du so ein Kerl?« sprach er und musste selbst seine Tapferkeit bewundern, »das soll die ganze Stadt erfahren.« Und in der Hast schnitt sich das Schneiderlein einen Gürtel, nähte ihn und stickte mit grossen Buchstaben darauf »siebene auf einen Streich!«

»Ei was Stadt!« sprach er weiter, »die ganze Welt soll's erfahren! Und sein Herz wackelte ihm vor Freude wie ein Lämmerschwänzchen. Der Schneider band sich den Gürtel um den Leib und wollte in die Welt hinaus, weil er meinte, die Werkstätte sei zu klein für seine Tapferkeit. Eh er abzog, suchte er im Haus herum, ob nichts da wäre, was er mitnehmen könnte, er fand aber nichts als einen alten Käs, den steckte er ein. Vor dem Tore bemerkte er einen Vogel, der sich im Gesträuch gefangen hatte, der musste zu dem Käse in die Tasche. Nun nahm er

den Weg tapfer zwischen die Beine, und weil er leicht und behend war, fühlte er keine Müdigkeit.

Der Weg führte ihn auf einen Berg, und als er den höchsten Gipfel erreicht hatte, so sass da ein gewaltiger Riese und schaute sich ganz gemächlich um. Das Schneiderlein ging beherzt auf ihn zu, redete ihn an und sprach: »*Guten Tag, Kamerad, gelt, du sitzest da und besiehst dir die weitläufige Welt? Ich bin eben auf dem Wege dahin und will mich versuchen. Hast du Lust mitzugehen?*«

Der Riese sah den Schneider verächtlich an und sprach: »*Du Lump! du miserabler Kerl!*« – »*Das wäre!*« *antwortete das Schneiderlein, knöpfte den Rock auf und zeigte dem Riesen den Gürtel,* »*da kannst du lesen, was ich für ein Mann bin.*« *Der Riese las:* »*Siebene auf einen Streich,*« *meinte, das wären Menschen gewesen, die der Schneider erschlagen hätte, und kriegte ein wenig Respekt vor dem kleinen Kerl. Doch wollte er ihn erst prüfen, nahm einen Stein in die Hand, und drückte ihn zusammen, dass das Wasser heraustropfte.* »*Das mach mir nach,*« *sprach der Riese,* »*wenn du Stärke hast.*«

»*Ist's weiter nichts?*« *sagte das Schneiderlein,* »*das ist bei unsereinem Spielwerk,*« *griff in die Tasche, holte den weichen Käs und drückte ihn, dass der Saft herauslief.* »*Gelt,*« *sprach er,* »*das war ein wenig besser?*«

Der Riese wusste nicht, was er sagen sollte, und konnte es von dem Männlein nicht glauben. Da hob der Riese einen Stein auf und warf ihn so hoch, dass man ihn mit Augen kaum noch sehen konnte: »*Nun, du Erpelmännchen, das tu mir nach.*«

»*Gut geworfen,*« *sagte der Schneider,* »*aber der Stein hat doch wieder zur Erde herabfallen müssen, ich will dir einen werfen, der soll gar nicht wiederkommen*«; *griff in die Tasche, nahm den Vogel und warf ihn in die Luft. Der Vogel, froh über seine Freiheit, stieg auf, flog fort und kam nicht wieder.* »*Wie gefällt dir das Stückchen, Kamerad?*« *fragte der Schneider.* »*Werfen kannst du wohl,*« *sagte der Riese,* »*aber nun wollen wir sehen, ob du imstande bist, etwas Ordentliches zu tragen.*«

Er führte das Schneiderlein zu einem mächtigen Eichbaum, der da gefällt auf dem Boden lag, und sagte »wenn du stark genug bist, so hilf mir den Baum aus dem Walde heraustragen.«

»Gerne,« antwortete der kleine Mann, »nimm du nur den Stamm auf deine Schulter, ich will die Äste mit dem Gezweig aufheben und tragen, das ist doch das Schwerste.« Der Riese nahm den Stamm auf die Schulter, der Schneider aber setzte sich auf einen Ast, und der Riese, der sich nicht umsehen konnte, musste den ganzen Baum und das Schneiderlein noch obendrein forttragen. Es war da hinten ganz lustig und guter Dinge, pfiff das Liedchen »es ritten drei Schneider zum Tore hinaus,« als wär das Baumtragen ein Kinderspiel. Der Riese, nachdem er ein Stück Wegs die schwere Last fortgeschleppt hatte, konnte nicht weiter und rief: »Hör, ich muss den Baum fallen lassen.«

Der Schneider sprang behendiglich herab, fasste den Baum mit beiden Armen, als wenn er ihn getragen hätte, und sprach zum Riesen: »Du bist ein so grosser Kerl und kannst den Baum nicht einmal tragen.«

Sie gingen zusammen weiter, und als sie an einem Kirschbaum vorbeigingen, fasste der Riese die Krone des Baums, wo die zeitigsten Früchte hingen, bog sie herab, gab sie dem Schneider in die Hand und hiess ihn essen. Das Schneiderlein aber war viel zu schwach, um den Baum zu halten, und als der Riese losliess, fuhr der Baum in die Höhe, und der Schneider ward mit in die Luft geschnellt. Als er wieder ohne Schaden herabgefallen war, sprach der Riese: »Was ist das, hast du nicht Kraft, die schwache Gerte zu halten?«

»An der Kraft fehlt es nicht,« antwortete das Schneiderlein, »meinst du, das wäre etwas für einen, der siebene mit einem Streich getroffen hat? Ich bin über den Baum gesprungen, weil die Jäger da unten in das Gebüsch schiessen. Spring nach, wenn dus vermagst.« Der Riese machte den Versuch, konnte aber nicht über den Baum kommen, sondern blieb in den Ästen hängen, also dass das Schneiderlein auch hier die Oberhand behielt.

Der Riese sprach: »*Wenn du ein so tapferer Kerl bist, so komm mit in unsere Höhle und übernachte bei uns.*« *Das Schneiderlein war bereit und folgte ihm. Als sie in der Höhle anlangten, sassen da noch andere Riesen beim Feuer, und jeder hatte ein gebratenes Schaf in der Hand und ass davon. Das Schneiderlein sah sich um und dachte:* »*Es ist doch hier viel weitläufiger als in meiner Werkstatt.*« *Der Riese wies ihm ein Bett an und sagte, er sollte sich hineinlegen und ausschlafen. Dem Schneiderlein war aber das Bett zu gross, er legte sich nicht hinein, sondern kroch in eine Ecke.*

Als es Mitternacht war und der Riese meinte, das Schneiderlein läge in tiefem Schlafe, so stand er auf, nahm eine grosse Eisenstange und schlug das Bett mit einem Schlag durch, und meinte, er hätte dem Grashüpfer den Garaus gemacht.

Mit dem frühsten Morgen gingen die Riesen in den Wald und hatten das Schneiderlein ganz vergessen, da kam es auf einmal ganz lustig und verwegen dahergeschritten. Die Riesen erschraken, fürchteten, es schlüge sie alle tot, und liefen in einer Hast fort.

Das Schneiderlein zog weiter, immer seiner spitzen Nase nach. Nachdem es lange gewandert war, kam es in den Hof eines königlichen Palastes, und da es Müdigkeit empfand, so legte es sich ins Gras und schlief ein. Während es da lag, kamen die Leute, betrachteten es von allen Seiten und lasen auf dem Gürtel: »*Siebene auf einen Streich.*« — »*Ach,*« *sprachen sie,* »*was will der grosse Kriegsheld hier mitten im Frieden? Das muss ein mächtiger Herr sein.*« *Sie gingen und meldeten es dem König, und meinten, wenn Krieg ausbrechen sollte, wäre das ein wichtiger und nützlicher Mann, den man um keinen Preis fortlassen dürfte.*

Dem König gefiel der Rat, und er schickte einen von seinen Hofleuten an das Schneiderlein ab, der sollte ihm, wenn es aufgewacht wäre, Kriegsdienste anbieten. Der Abgesandte blieb bei dem Schläfer stehen, wartete, bis er seine Glieder streckte und die Augen aufschlug, und brachte dann seinen Antrag vor. »*Eben deshalb bin ich hierher gekommen,*« *antwortete er,* »*ich bin bereit, in des Königs Dienste zu treten.*«

Also ward er ehrenvoll empfangen und ihm eine besondere Wohnung angewiesen. Die Kriegsleute aber waren dem Schneiderlein aufgesessen und wünschten, es wäre tausend Meilen weit weg. »Was soll daraus werden?« sprachen sie untereinander, »wenn wir Zank mit ihm kriegen und er haut zu, so fallen auf jeden Streich siebene. Da kann unsereiner nicht bestehen.« Also fassten sie einen Entschluss, begaben sich allesamt zum König und baten um ihren Abschied. »Wir sind nicht gemacht,« sprachen sie, »neben einem Mann auszuhalten, der siebene auf einen Streich schlägt.« Der König war traurig, dass er um des einen willen alle seine treuen Diener verlieren sollte, wünschte, dass seine Augen ihn nie gesehen hätten, und wäre ihn gerne wieder los gewesen. Aber er getraute sich nicht, ihm den Abschied zu geben, weil er fürchtete, er möchte ihn samt seinem Volke totschlagen und sich auf den königlichen Thron setzen.

Er sann lange hin und her, endlich fand er einen Rat. Er schickte zu dem Schneiderlein und liess ihm sagen, weil er ein so grosser Kriegsheld wäre, so wollte er ihm ein Anerbieten machen. In einem Walde seines Landes hausten zwei Riesen, die mit Rauben, Morden, Sengen und Brennen grossen Schaden stifteten, niemand dürfte sich ihnen nahen, ohne sich in Lebensgefahr zu setzen. Wenn er diese beiden Riesen überwände und tötete, so wollte er ihm seine einzige Tochter zur Gemahlin geben und das halbe Königreich zur Ehesteuer; auch sollten hundert Reiter mitziehen und ihm Beistand leisten. »Das wäre so etwas für einen Mann, wie du bist,« dachte das Schneiderlein, »eine schöne Königstochter und ein halbes Königreich wird einem nicht alle Tage angeboten.«

»O ja,« gab er zur Antwort, »die Riesen will ich schon bändigen, und habe die hundert Reiter dabei nicht nötig: wer siebene auf einen Streich trifft, braucht sich vor zweien nicht zu fürchten.«

Das Schneiderlein zog aus, und die hundert Reiter folgten ihm. Als er zu dem Rand des Waldes kam, sprach er zu seinen Begleitern: »Bleibt hier nur halten, ich will schon allein mit den Riesen fertig werden.« Dann sprang er in den Wald hinein und schaute sich rechts und links um. Über ein Weilchen erblickte er beide Riesen: sie lagen unter einem Baume und schliefen und schnarchten dabei, dass sich die Äste auf- und niederbogen. Das Schneiderlein, nicht faul, las beide Taschen voll Steine und stieg damit auf den Baum. Als es in der Mitte war, rutschte es auf einen Ast, bis es gerade über die Schläfer zu sitzen kam, und liess dem einen Riesen einen Stein nach dem andern auf die Brust fallen. Der Riese spürte lange nichts, doch endlich wachte er auf, stiess seinen Gesellen an und sprach: »Was schlägst du mich?«

»Du träumst,« *sagte der andere,* »ich schlage dich nicht.« *Sie legten sich wieder zum Schlaf, da warf der Schneider auf den zweiten einen Stein herab.* »Was soll das?« *rief der andere,* »warum wirfst du mich?«

»Ich werfe dich nicht,« *antwortete der erste und brummte. Sie zankten sich eine Weile herum, doch weil sie müde waren, liessen sies gut sein, und die Augen fielen ihnen wieder zu. Das Schneiderlein fing sein Spiel von neuem an, suchte den dicksten Stein aus und warf ihn dem ersten Riesen mit aller Gewalt auf die Brust.* »Das ist zu arg!« *schrie er, sprang wie ein Unsinniger auf und stiess seinen Gesellen wider den Baum, dass dieser zitterte. Der andere zahlte mit gleicher Münze, und sie gerieten in solche Wut, dass sie Bäume ausrissen, aufeinander los- schlugen, so lang, bis sie endlich beide zugleich tot auf die Erde fielen. Nun sprang das Schneiderlein herab.* »Ein Glück nur,« *sprach es,* »dass sie den Baum, auf dem ich sass, nicht ausgerissen haben, sonst hätte ich wie ein Eichhörnchen auf einen andere springen müssen; doch unser- einer ist flüchtig!« Es zog sein Schwert und versetzte jedem ein paar tüchtige Hiebe in die Brust, dann ging es hinaus zu den Reitern und sprach:* »Die Arbeit ist getan, ich habe beiden den Garaus gemacht; aber hart ist es hergegangen, sie haben in der Not Bäume ausgerissen und sich gewehrt, doch das hilft alles nichts, wenn einer kommt wie ich, der siebene auf einen Streich schlägt.«

»Seid Ihr denn nicht verwundet?« *fragten die Reiter.* »Das hat gute Wege,« *antwortete der Schneider,* »kein Haar haben sie mir gekrümmt.« *Die Reiter wollten ihm keinen Glauben beimessen und ritten in den Wald hinein; da fanden sie die Riesen in ihrem Blute schwimmend,*

*und ringsherum lagen die ausgerissenen Bäume. Das Schneiderlein ver-
langte von dem König die versprochene Belohnung, den aber reute sein
Versprechen und er sann aufs neue, wie er sich den Helden vom Halse
schaffen könnte. »Ehe du meine Tochter und das halbe Reich erhältst,«
sprach er zu ihm, »musst du noch eine Heldentat vollbringen. In dem
Walde läuft ein Einhorn, das grossen Schaden anrichtet, das musst du
erst einfangen.«*

*»Vor einem Einhorne fürchte ich mich noch weniger als vor zwei Riesen;
siebene auf einen Streich, das ist meine Sache.« Er nahm sich einen
Strick und eine Axt mit, ging hinaus in den Wald, und hiess abermals
die, welche ihm zugeordnet waren, aussen warten.*

*Er bauchte nicht lange zu suchen, das Einhorn kam bald daher und
sprang geradezu auf den Schneider los, als wollte es ihn ohne Umstände
aufspiessen. »Sachte, sachte,« sprach er, »so geschwind geht das nicht,«
blieb stehen und wartete, bis das Tier ganz nahe war, dann sprang er
behendiglich hinter den Baum. Das Einhorn rannte mit aller Kraft
gegen den Baum und spiesste sein Horn so fest in den Stamm, dass es
nicht Kraft genug hatte, es wieder herauszuziehen, und so war es gefangen. »Jetzt hab ich das Vöglein,« sagte der Schneider, kam hinter dem
Baum hervor, legte dem Einhorn den Strick erst um den Hals, dann
hieb er mit der Axt das Horn aus dem Baum, und als alles in Ordnung
war, führte er das Tier ab und brachte es dem König.*

*Der König wollte ihm den verheissenen Lohn noch nicht gewähren und
machte eine dritte Forderung. Der Schneider sollte ihm vor der Hochzeit
erst ein Wildschwein fangen, das in dem Wald grossen Schaden tat; die
Jäger sollten ihm Beistand leisten. »Gerne,« sprach der Schneider, »das
ist ein Kinderspiel.« Die Jäger nahm er nicht mit in den Wald, und sie
warens wohl zufrieden, denn das Wildschwein hatte sie schon mehrmals
so empfangen, dass sie keine Lust hatten, ihm nachzustellen.*

*Als das Schwein den Schneider erblickte, lief es mit schäumendem
Munde und wetzenden Zähnen auf ihn zu und wollte ihn zur Erde
werfen; der flüchtige Held aber sprang in eine Kapelle, die in der Nähe*

war, und gleich oben zum Fenster in einem Satze wieder hinaus. Das Schwein war hinter ihm hergelaufen, er aber hüpfte aussen herum und schlug die Türe hinter ihm zu; da war das wütende Tier gefangen, das viel zu schwer und unbehilflich war, um zu dem Fenster hinauszuspringen. Das Schneiderlein rief die Jäger herbei, die mussten den Gefangenen mit eigenen Augen sehen; der Held aber begab sich zum Könige, der nun, er mochte wollen oder nicht, sein Versprechen halten musste und ihm seine Tochter und das halbe Königreich übergab. Hätte er gewusst, dass kein Kriegsheld, sondern ein Schneiderlein vor ihm stand, es wäre ihm noch mehr zu Herzen gegangen. Die Hochzeit ward also mit grosser Pracht und kleiner Freude gehalten, und aus einem Schneider ein König gemacht.

Nach einiger Zeit hörte die junge Königin in der Nacht, wie ihr Gemahl im Traume sprach:»Junge, mach mir den Wams und flick mir die Hosen, oder ich will dir die Elle über die Ohren schlagen.« Da merkte sie, in welcher Gasse der junge Herr geboren war, klagte am andern Morgen ihrem Vater ihr Leid und bat, er möchte ihr von dem Manne helfen, der nichts anders als ein Schneider wäre. Der König sprach ihr Trost zu und sagte:»Lass in der nächsten Nacht deine Schlafkammer offen, meine Diener sollen aussen stehen und, wenn er eingeschlafen ist, hineingehen, ihn binden und auf ein Schiff tragen, das ihn in die weite Welt führt.« Die Frau war damit zufrieden, des Königs Waffenträger aber, der alles mit angehört hatte, war dem jungen Herrn gewogen und hinterbrachte ihm den ganzen Anschlag.»Dem Ding will ich einen Riegel vorschieben,« sagte das Schneiderlein.

Abends legte es sich zu gewöhnlicher Zeit mit seiner Frau zu Bett; als sie glaubte, er sei eingeschlafen, stand sie auf, öffnete die Tür und legte sich wieder. Das Schneiderlein, das sich nur stellte, als wenn es schlief, fing an mit heller Stimme zu rufen:»Junge, mach den Wams und flick mir die Hosen, oder ich will dir die Elle über die Ohren schlagen! Ich habe siebene mit einem Streiche getroffen, zwei Riesen getötet, ein Einhorn fortgeführt und ein Wildschwein gefangen, und sollte mich vor denen fürchten, die draussen vor der Kammer stehen!« Als diese den Schneider sprechen hörten, überkam sie eine grosse Furcht, sie liefen, als wenn das wilde Heer hinter ihnen wäre, und keiner wollte sich mehr an ihn wagen. Also war und blieb das Schneiderlein sein Lebtag König.«

*

Dieses Märchen behandelt das Thema Selbstwert. Der Selbstwert des tapferen Schneiderleins ist übertrieben groß, so groß, dass wir schon dahinter einen Mangel vermuten. »Sieben auf einen Streich« näht er sich auf den Gürtel, weil er sieben Fliegen auf einen Streich erlegt hat ... Es wird ständig mit der Wahrheit ›jongliert‹. Mit viel Schläue erreicht es das tapfere Schneiderlein, das er beim Erzählen der Begebenheiten als unglaublich STARK und TAPFER erscheint, ohne wirklich zu lügen ... Alle glauben, er habe sieben Menschen mit einem Streich erschlagen. Zwei Riesen töten sich durch seine Schläue gegenseitig und er lässt sich als Riesentöter feiern. Alle Heldenstücke meistert er durch Schläue, aber erweckt den Eindruck, übernatürliche Körperkraft zu besitzen. Die Menschen fürchten ihn, und er ist isoliert, ja er hat Feinde.

Er erhält die Königstochter zur Gemahlin. Da droht die Wahrheit ans Licht zu kommen, weil er im Schlaf sprechend verrät, dass er ein Schneider war ... Entsetzt wendet sich die Königstochter an ihren Vater, und es wird ein Komplott gegen ihn geschmiedet.

Aber kurz bevor es ein schlimmes Ende mit ihm nimmt, kommt die unerwartete Erlösung:

›... *des Königs Waffenträger aber, der alles mit angehört hatte, war dem jungen Herrn gewogen und hinterbrachte ihm den ganzen Anschlag.*‹ Ein Freund taucht auf und hilft. Durch diesen neuen Selbstwert aus der Verbundenheit mit einem Freund kann er die Intrige erfolgreich vereiteln und wirklich König in seinem Reich sein!

Die kluge Bauerntochter Märchentext:

»Es war einmal ein armer Bauer, der hatte kein Land, nur ein kleines Häuschen und eine alleinige Tochter, da sprach die Tochter:»Wir sollten den Herrn König um ein Stückchen Rottland bitten.« Da der König ihre Armut hörte, schenkte er ihnen auch ein Eckchen Rasen, den hackte sie und ihr Vater um, und wollten ein wenig Korn und der Art Frucht darauf säen. Als sie den Acker beinah herum hatten, so fanden sie in der Erde einen Mörsel von purem Gold.»Hör,« sagte der Vater zu dem Mädchen,»weil unser Herr König ist so gnädig gewesen und hat uns diesen Acker geschenkt, so müssen wir ihm den Mörsel dafür geben.« Die Tochter aber wollte es nicht bewilligen und sagte:»Vater, wenn wir den Mörsel haben und haben den Stößer nicht, dann müssen wir auch den Stößer herbeischaffen, darum schweigt lieber still.« Er wollt ihr aber nicht gehorchen, nahm den Mörsel, trug ihn zum Herrn König und sagte, den hätte er gefunden in der Heide, ob er ihn als eine Verehrung annehmen wollte. Der König nahm den Mörsel und fragte, ob er nichts mehr gefunden hätte.»Nein,« antwortete der Bauer. Da sagte der König, er solle nun auch den Stößer herbeischaffen. Der Bauer sprach, den hätten sie nicht gefunden; aber das half ihm so viel, als hätt ers in den Wind gesagt, er ward ins Gefängnis gesetzt, und sollte so lange da sitzen, bis er den Stößer herbeigeschafft hätte. Die Bedienten mußten ihm täglich Wasser und Brot bringen, was man so in dem Gefängnis kriegt, da hörten sie, wie der Mann als fort schrie:»Ach, hätt ich meiner Tochter gehört! ach, ach, hätt ich meiner Tochter gehört!« Da gingen die Bedienten zum König und sprachen das, wie der Gefangene als fort schrie:»Ach, hätt ich doch meiner Tochter gehört!« und wollte nicht essen und nicht trinken. Da befahl er den Bedienten, sie sollten den Gefangenen vor ihn br ingen, und da fragte ihn der Herr König, warum er also fort schrie:»Ach, hätt ich meiner Tochter gehört!« –»Was hat Eure Tochter denn gesagt?« –»Ja, sie hat gesprochen, ich sollte den Mörsel nicht bringen, sonst müßt ich auch den Stößer schaffen.« –»Habt Ihr so eine kluge Tochter, so laßt sie einmal herkommen.« Also mußte sie vor den König kommen, der fragte sie, ob sie denn so klug wäre, und sagte, er wollte ihr ein Rätsel aufgeben, wenn sie das treffen könnte, dann wollte er sie heiraten. Da sprach sie gleich ja, sie wollts erraten.

Da sagte der König: »Komm zu mir, nicht gekleidet, nicht nackend, nicht geritten, nicht gefahren, nicht in dem Weg, nicht außer dem Weg, und wenn du das kannst, will ich dich heiraten.« Da ging sie hin, und zog sich aus splinternackend, da war sie nicht gekleidet, und nahm ein großes Fischgarn, und setzte sich hinein und wickelte es ganz um sich herum, da war sie nicht nackend: und borgte einen Esel fürs Geld und band dem Esel das Fischgarn an den Schwanz, darin er sie fortschleppen mußte und war das nicht geritten und nicht gefahren: der Esel mußte sie aber in der Fahrgleise schleppen, so daß sie nur mit der großen Zehe auf die Erde kam, und war das nicht in dem Weg und nicht außer dem Wege. Und wie sie so daherkam, sagte der König, sie hätte das Rätsel getroffen, und es wäre alles erfüllt. Da ließ er ihren Vater los aus dem Gefängnis, und nahm sie bei sich als seine Gemahlin und befahl ihr das ganze königliche Gut an.

Nun waren etliche Jahre herum, als der Herr König einmal auf die Parade zog, da trug es sich zu, daß Bauern mit ihren Wagen vor dem Schloß hielten, die hatten Holz verkauft; etliche hatten Ochsen vorgespannt, und etliche Pferde. Da war ein Bauer, der hatte drei Pferde, davon kriegte eins ein junges Füllchen, das lief weg und legte sich mitten zwischen zwei Ochsen, die vor dem Wagen waren. Als nun die Bauern zusammenkamen, fingen sie an sich zu zanken, zu schmeißen und zu lärmen, und der Ochsenbauer wollte das Füllchen behalten und sagte, die Ochsen hättens gehabt: und der andere sagte nein, seine Pferde hättens gehabt, und es wäre sein. Der Zank kam vor den König, und er tat den Ausspruch, wo das Füllen gelegen hätte, da sollt es bleiben; und also bekams der Ochsenbauer, dems doch nicht gehörte. Da ging der andere weg, weinte und lamentierte über sein Füllchen. Nun hatte er gehört, wie daß die Frau Königin so gnädig wäre, weil sie auch von armen Bauersleuten gekommen wäre: ging er zu ihr und bat sie, ob sie ihm nicht helfen könnte, daß er sein Füllchen wiederbekäme. Sagte sie: »Ja, wenn Ihr mir versprecht, daß Ihr mich nicht verraten wollt, so will ichs Euch sagen. Morgen früh, wenn der König auf der Wachtparade ist, so stellt Euch hin mitten in die Straße, wo er vorbeikommen muß, nehmt ein großes Fischgarn und tut, als fischtet Ihr, und fischt also fort und schüttet das Garn aus, als wenn Ihrs voll hättet,« und sagte ihm auch, was er antworten sollte, wenn er vom König gefragt würde. Also stand der Bauer am andern Tag da und fischte auf einem trockenen Platz. Wie der König vorbeikam und das sah, schickte er seinen Laufer hin, der sollte fragen, was der närrische Mann vorhätte. Da gab er zur Antwort: »Ich fische.« *Fragte der Laufer, wie er fischen könnte, es wäre ja kein Wasser da. Sagte der Bauer:* »So gut als zwei Ochsen können ein Füllen kriegen, so gut kann ich auch auf dem trockenen Platz fischen.« *Der Laufer ging hin und brachte dem König die Antwort, da ließ er den Bauer vor sich kommen und sagte ihm, das hätte er nicht von sich, von wem er das hätte: und sollts gleich bekennen. Der Bauer aber wollts nicht tun und sagte immer: Gott bewahr! er hätt es von sich. Sie legten ihn aber auf ein Gebund Stroh und schlugen und drangsalten ihn so lange, bis ers bekannte, daß ers von der Frau Königin hätte. Als der König nach Haus kam, sagte er zu seiner Frau:* »Warum bist du so falsch mit mir, ich will dich nicht mehr zur Gemahlin: deine Zeit ist um, geh wieder hin, woher du gekommen bist, in dein Bauernhäuschen.« *Doch erlaubte er ihr eins, sie sollte sich das Liebste und Beste mitnehmen, was sie wüßte, und das sollte ihr Abschied sein. Sie sagte:* »Ja, lieber Mann, wenn dus so befiehlst, will ich es auch tun,« *und fiel über ihn her und küßte ihn und sprach, sie wollte Abschied von ihm nehmen. Dann ließ sie einen starken Schlaftrunk kommen, Abschied mit ihm zu trinken: der König tat einen großen Zug, sie aber trank nur ein wenig. Da geriet er bald in einen tiefen Schlaf, und als sie das sah, rief sie einen Bedienten und nahm ein schönes weißes Linnentuch und schlug ihn da hinein, und die Bedienten mußten ihn in einen Wagen vor die Türe tragen, und fuhr sie ihn heim in ihr Häuschen. Da legte sie ihn in ihr Bettchen, und er schlief Tag und Nacht in einem fort, und als er aufwachte, sah er sich um und sagte:* »Ach Gott, wo bin ich denn?« *rief seinen Bedienten, aber es war keiner da. Endlich kam seine Frau vors Bett und sagte:* »Lieber Herr König, Ihr habt mir befohlen, ich sollte das Liebste und Beste aus dem Schloß mitnehmen, nun hab ich nichts Besseres und Lieberes als dich, da hab ich dich mitgenommen.« *Dem König stiegen die Tränen in die Augen, und er sagte:* »Liebe Frau, du sollst mein sein und ich dein,« *und nahm sie wieder mit ins königliche Schloß und ließ sich aufs neue mit ihr vermählen; und werden sie ja wohl noch auf den heutigen Tag leben«*

In diesem Märchen geht es um den schlauen Umgang mit der Ohnmacht gegenüber missbräuchlich angewandter Macht.

Der Vater und seine Tochter bekommen vom König etwas Ackerland geliehen. Dort finden sie einen goldenen Mörser. Der Vater will ihn dem König bringen, aber die Tochter befürchtet die Gier und Frage nach dem Stößel. Tatsächlich setzt der König sofort den Vater unter Druck, der ihm von den Ahnungen seiner Tochter erzählt.

Hier wird der König neugierig, vergisst seine Gier nach Gold und nimmt die Tochter zur Frau. Mit dieser klugen Gefährtin ist er nicht mehr isoliert und regiert weise.

Aber da kommt es eines Tages zu einer groben Ungerechtigkeit: Ein Pferdefohlen wird zwischen zwei Ochsen liegend angetroffen und dem Besitzer der Ochsen zugesprochen. Da geht der Besitzer der Pferde zur Königin und beklagt sich. Sie gibt ihm einen klugen Rat, mit dem er den König überführen kann. Der König erkennt jedoch, dass seine Frau sich gegen ihn gestellt hat. Er verfällt wieder in das alte Glaubensmuster des isolierten Herrschers und verstößt seine Frau. Als einzige Gnade bleibt ihr, sich das Liebste im Schloss auszusuchen und mitzunehmen. Da lässt sie ihrem Gemahl einen Schlaftrunk geben und im Schlaf zu ihrem Zuhause bringen.

Nun erkennt der König, dass seine Frau ihn als das Liebste mitgenommen hat. Das erlöst ihn für immer. Er wendet sich wieder seiner Gemahlin zu, mit der er nun in Weisheit regiert.

5 Herzchakra – Liebe, Heilung – Die Lichtung – Grün

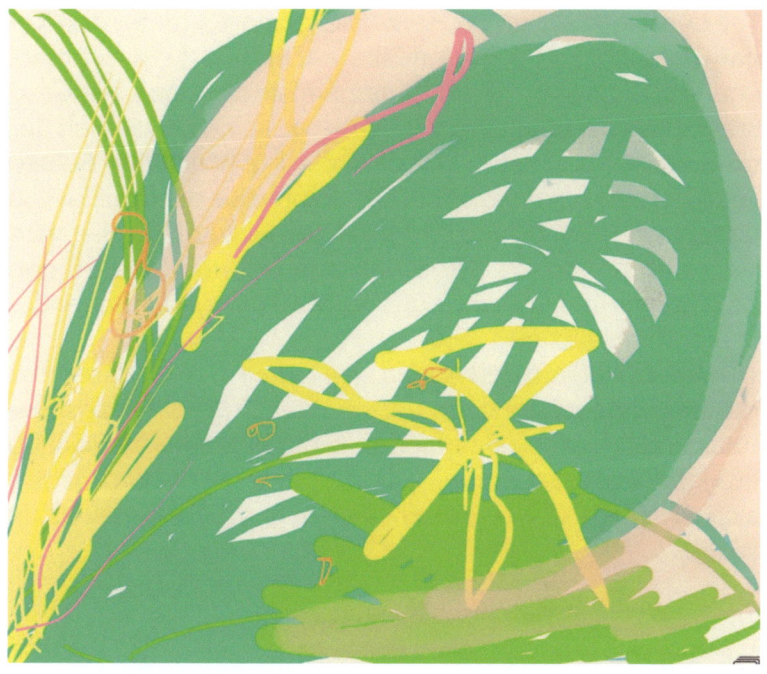

Das Herzchakra ist der Sitz der universellen Liebe. Sie steht für Heilung und Mitgefühl. Dieses Chakra liegt genau in der Mitte der sieben Hauptchakren in der Mitte der Brust als Brücke zwischen weltlichen und spirituellen Ebenen. Die zugehörige Farbe ist hellgrün.

Das zugehörige Element ist Luft. Das Herzchakra ist von großer Sensitivität. Hier sind wir zutiefst berührbar und können andere tief berühren. Es werden Empfindungen der Liebe und feine Gefühle verarbeitet. Dazu gehören Liebe, Mitgefühl, Dankbarkeit, Hingabe, Trauer und Schmerz. Im Licht dieser Liebe lernen wir unsere innere Wahrheit kennen. Wir können werten ohne zu verurteilen. Das zugehörige Element Luft zeigt, wie fein die Kraft des Herzchakras ist, eine Kraft, die wie die Ein- und Ausatmung alles durchdringt. Diese Energie hat eine besonders starke Verbindung zu unseren Händen. Das sensible Hineinfühlen und Erspüren ist Teil der allumfassenden Herzensenergie. Es öffnet den Zugang zu einer Liebe, die jenseits von Freude, Leid, Schmerz und Verletzung ist – einer bedingungslosen Liebe. Sie ist so stark, dass sie durch keinen Schmerz, keine Dunkelheit beschädigt werden kann. Erst die tiefe allumfassende Selbstliebe des Herzchakras öffnet den Raum, aus der Dualität von Opfer und Täter, Schuld und Hass herauszutreten. Hier wird Vergebung möglich. Wir treten aus unserem bedürftigen Sein heraus und erkennen uns als die Quelle allumfassender Liebe und Heilung.

Diese Qualitäten entwickeln sich beim Heranwachsenden in einer Atmosphäre tiefer Vertrautheit. Fehlt die nötige Geborgenheit, können Hemmnisse in der eigenen Entwicklung aufgebaut werden. Trauer, Angst, verletzt zu werden, Angst, sich zu öffnen stehen der Entwicklung des Herzchakras im Wege.

5.1 Eigene Erfahrungen

Erweitertes Bewusstsein – Sensibilität

Je entspannter wir es uns gestatten zu sein, desto feinfühliger werden wir, und unser Leben wird immer reicher.

Um jetzt bei der neu gewonnenen Sensibilität nicht instabil zu werden, erscheint es mir wichtig, Mitgefühl zu kultivieren. Es ist nicht dasselbe wie Sensibilität. Mitgefühl stabilisiert die verschiedenen Schwingungen, die ich empfange. Wenn Menschen an sich beobachten, dass sie durch empfangene Schwingungen durcheinander gebracht werden, ist die Entwicklung von Mitgefühl sinnvoll. Mitfühlen heißt nicht mitleiden. Es ist das selbstlose Mitschwingen in das, was vom Gegenüber kommt, ohne zu werten. Dabei bleibe ich nicht nur unbeteiligter Beobachter, sondern öffne mein Herz, für das was da schwingt. Ich nehme das, was mir da entgegenkommt, freundlich entgegen. Es ist zu vergleichen mit einem Spaziergang in der Natur. Alle Gerüche werden ohne Unterschied von mir empfangen. Ich werte nicht, ob es nun ein Blütenduft oder ein Geruch aus der Schweinezucht ist. Es ist die Bewertung der vielen Eindrücke, die instabil macht, nicht die Sinnesreize selbst. Alle Reize zusammen ergeben eine Duftkomposition, die eine Bereicherung sein kann.

Das Zauberwort zur Entwicklung von MITGEFÜHL ist ACHTSAMKEIT.

Durch gelebte Achtsamkeit sind Sie immer mehr in der Lage, das wahrzunehmen, was ist. Ganz bewusst öffnen Sie sich dem, und lassen es freundlich durch sich hindurchfließen.

Im Rahmen der inneren Weiterentwicklung muss liebevolle Berührung nicht mehr nur auf der Haut geschehen. Liebevolle Berührung geschieht in einem Schwingungsfeld. Bei entsprechender Achtsamkeit und Sensibilität kann sie auch so wahrgenommen werden.
Schon ein Lächeln kann tief berühren, wenn es von Herzen kommt. Wenn Sie Ihr Herz immer mehr öffnen, werden sich Möglichkeiten zeigen ›mit dem Herzen zu sehen‹. Ein Gespräch kann neue Tiefe bekommen – vieles Ungesagte wird sichtbar ... Der Ausspruch von Antoine de Sain Exupéry: »Man sieht nur mit dem Herzen gut. Das Wesentliche ist für die Augen unsichtbar«, wird tägliche Erfahrung.

Wirklich sensibles Berühren geschieht in einer Atmosphäre der Entspannung – in Vertrautheit. Kinder werden viel liebkost, gestreichelt, geküsst. So wird ein Wiedererkennen durch die Haut entwickelt. Es wurde in unserer Familie zelebriert! Ich erinnere noch ein Spiel, wo wir uns gegenseitig den Takt eines Liedes auf den Rücken klopften. Und es war wirklich leicht zu erraten und machte viel Spaß.

Wie wichtig ist auch später die Berührung! Einen Freund lange in den Arm nehmen, zärtlich sein, und wir blühen auf!

Berührung – Heilung – mit vertrauten Haustieren:
Katzen haben mein Leben begleitet. Jede Katze zeigt einen ihr eigenen Charakter. Und doch, eines haben sie gemeinsam: Ihre Gegenwart tut gut, sie führt zu lösen, loslassen. Ich beobachtete die Choreografie eines ihr eigenen Tanzes. Sie streicht um die Beine, reibt sich leicht und sanft an mir, immer wieder. Ich gebe immer mehr Spannung ab. Fachkundig wird fortgefahren. Ich habe eine leichte Erkältung – die Katze legt sich auf den Brustkorb, schnurrt intensiv, bis die Spannung völlig in Balance ist. Warum tut sie das? Ich glaube, sie nimmt das wahr, was ich nur leicht wahrnehme, wenn es in Imbalance gerät, die ständige Schwingung, aus der wir bestehen.

Eine Katze lebt in einem Schwingungsfeld. Ihr ist unwohl, wenn es aus dem Lot gerät, und nun will sie einen Ausgleich herbeiführen. Deshalb wird sie manchmal zur Heilerin – aus ihrer Katzennatur heraus.

Deshalb bedeutet die Haltung von Haustieren wie Katzen in vielen Fällen eine Win-win-Situation für uns und das Tier. Es gibt in der Natur mehr solche Situationen, als wir für möglich halten. Wir müssen nur die Antennen ausfahren ...

Nutze die Zeit

Nutze die Zeit
Mit dir geboren –
Jede Stunde
Einzig in sich
Einzig für dich.

Stunde der Freude –
Stunde der Trauer –
Nimm sie an, wie sie ist.
Saug sie aus bis aufs Mark!

Ja!
Nutze die Chance und mach sie
Zur Stunde der Liebe ...

5.2 Märchen zum Herzchakra

In den Märchen der Brüder Grimm, die das Herzchakra zum
Thema haben, ist Fluch als Bild für Kränkung das Thema und
Liebe die Erlösungskraft.

Schneeweißchen und Rosenrot Märchentext:

*»Eine arme Witwe, die lebte einsam in einem Hüttchen, und vor dem
Hüttchen war ein Garten, darin standen zwei Rosenbäumchen, davon
trug das eine weiße, das andere rote Rosen; und sie hatte zwei Kinder,
die glichen den beiden Rosenbäumchen, und das eine hieß Schneeweißchen, das andere Rosenrot. Sie waren aber so fromm und gut, so
arbeitsam und unverdrossen, als je zwei Kinder auf der Welt gewesen
sind: Schneeweißchen war nur stiller und sanfter als Rosenrot. Rosenrot
sprang lieber in den Wiesen und Feldern umher, suchte Blumen und
fing Sommervögel; Schneeweißchen aber saß daheim bei der Mutter,
half ihr im Hauswesen oder las ihr vor, wenn nichts zu tun war. Die
beiden Kinder hatten einander so lieb, daß sie sich immer an den Händen faßten, sooft sie zusammen ausgingen; und wenn Schneeweißchen
sagte: »Wir wollen uns nicht verlassen,« so antwortete Rosenrot: »Solange
wir leben, nicht,« und die Mutter setzte hinzu: »Was das eine hat, soll's
mit dem andern teilen.« Oft liefen sie im Walde allein umher und
sammelten rote Beeren, aber kein Tier tat ihnen etwas zuleid, sondern
sie kamen vertraulich herbei: das Häschen fraß ein Kohlblatt aus ihren*

Händen, das Reh graste an ihrer Seite, der Hirsch sprang ganz lustig vorbei, und die Vögel blieben auf den Ästen sitzen und sangen, was sie nur wußten. Kein Unfall traf sie – wenn sie sich im Walde verspätet hatten und die Nacht sie überfiel, so legten sie sich nebeneinander auf das Moos und schliefen, bis der Morgen kam, und die Mutter wußte das und hatte ihrentwegen keine Sorge. Einmal, als sie im Walde übernachtet hatten und das Morgenrot sie aufweckte, da sahen sie ein schönes Kind in einem weißen, glänzenden Kleidchen neben ihrem Lager sitzen. Es stand auf und blickte sie ganz freundlich an, sprach aber nichts und ging in den Wald hinein. Und als sie sich umsahen, so hatten sie ganz nahe bei einem Abgrunde geschlafen und wären gewiß hineingefallen, wenn sie in der Dunkelheit noch ein paar Schritte weitergegangen wären. Die Mutter aber sagte ihnen, das müßte der Engel gewesen sein, der gute Kinder bewache.

Schneeweißchen und Rosenrot hielten das Hüttchen der Mutter so reinlich, daß es eine Freude war hineinzuschauen. Im Sommer besorgte Rosenrot das Haus und stellte der Mutter jeden Morgen, ehe sie aufwachte, einen Blumenstrauß vors Bett, darin war von jedem Bäumchen eine Rose. Im Winter zündete Schneeweißchen das Feuer an und hing den Kessel an den Feuerhaken, und der Kessel war von Messing, glänzte aber wie Gold, so rein war er gescheuert. Abends, wenn die Flocken fielen, sagte die Mutter: »Geh, Schneeweißchen, und schieb den Riegel vor,« und dann setzten sie sich an den Herd, und die Mutter nahm die Brille und las aus einem großen Buche vor und die beiden Mädchen hörten zu, saßen und spannen; neben ihnen lag ein Lämmchen auf dem Boden, und hinter ihnen auf einer Stange saß ein weißes Täubchen und hatte seinen Kopf unter den Flügel gesteckt.

Eines Abends, als sie so vertraulich beisammensaßen, klopfte jemand an die Türe, als wollte er eingelassen sein. Die Mutter sprach: »Geschwind, Rosenrot, mach auf, es wird ein Wanderer sein, der Obdach sucht.« Rosenrot ging und schob den Riegel weg und dachte, es wäre ein armer Mann, aber der war es nicht, es war ein Bär, der seinen dicken schwarzen Kopf zur Türe hereinstreckte. Rosenrot schrie laut und sprang zurück: das Lämmchen blökte, das Täubchen flatterte auf, und Schneeweißchen versteckte sich hinter der Mutter Bett. Der Bär aber fing an zu sprechen und sagte: »Fürchtet euch nicht, ich tue euch nichts zuleid, ich bin halb erfroren und will mich nur ein wenig bei euch wärmen.« – »Du armer Bär,« sprach die Mutter, »leg dich ans Feuer und gib nur acht, daß dir dein Pelz nicht brennt.« Dann rief sie: »Schneeweißchen, Rosenrot, kommt hervor, der Bär tut euch nichts, er meint's ehrlich.« Da kamen sie beide heran, und nach und nach näherten sich auch das Lämmchen und Täubchen und hatten keine Furcht vor ihm. Der Bär sprach: »Ihr Kinder, klopft mir den Schnee ein wenig aus dem Pelzwerk,« und sie holten den Besen und kehrten dem Bär das Fell rein; er aber streckte sich ans Feuer und brummte ganz vergnügt und behaglich. Nicht lange, so wurden sie ganz vertraut und trieben Mutwillen mit dem unbeholfenen Gast. Sie zausten ihm das Fell mit den Händen, setzten ihre Füßchen auf seinen Rücken und walgerten ihn hin und her, oder sie nahmen eine Haselrute und schlugen auf ihn los, und wenn er brummte, so lachten sie. Der Bär ließ sich's aber gerne gefallen, nur wenn sie's gar zu arg machten, rief er: »Laßt mich am Leben, ihr Kinder.

Schneeweißchen, Rosenrot,
schlägst dir den Freier tot.«

Als Schlafenszeit war und die andern zu Bett gingen, sagte die Mutter zu dem Bär: »Du kannst in Gottes Namen da am Herde liegenbleiben, so bist du vor der Kälte und dem bösen Wetter geschützt.« Sobald der Tag graute, ließen ihn die beiden Kinder hinaus, und er trabte über den Schnee in den Wald hinein. Von nun an kam der Bär jeden Abend zu der bestimmten Stunde, legte sich an den Herd und erlaubte den Kindern, Kurzweil mit ihm zu treiben, soviel sie wollten; und sie waren so gewöhnt an ihn, daß die Türe nicht eher zugeriegelt ward, als bis der schwarze Gesell angelangt war.

Als das Frühjahr herangekommen und draußen alles grün war, sagte der Bär eines Morgens zu Schneeweißchen: »Nun muß ich fort und darf den ganzen Sommer nicht wiederkommen.« – »Wo gehst du denn hin, lieber Bär?« fragte Schneeweißchen. »Ich muß in den Wald und

*meine Schätze vor den bösen Zwergen hüten: im Winter, wenn die
Erde hartgefroren ist, müssen sie wohl unten bleiben und können sich
nicht durcharbeiten, aber jetzt, wenn die Sonne die Erde aufgetaut und
erwärmt hat, da brechen sie durch, steigen herauf, suchen und stehlen;
was einmal in ihren Händen ist und in ihren Höhlen liegt, das kommt
so leicht nicht wieder an des Tages Licht.« Schneeweißchen war ganz
traurig über den Abschied, und als es ihm die Türe aufriegelte und der
Bär sich hinausdrängte, blieb er an dem Türhaken hängen, und ein
Stück seiner Haut riß auf, und da war es Schneeweißchen, als hätte es
Gold durchschimmern gesehen; aber es war seiner Sache nicht gewiß.
Der Bär lief eilig fort und war bald hinter den Bäumen verschwunden.*

*Nach einiger Zeit schickte die Mutter die Kinder in den Wald, Reisig
zu sammeln. Da fanden sie draußen einen großen Baum, der lag gefällt
auf dem Boden, und an dem Stamme sprang zwischen dem Gras etwas
auf und ab, sie konnten aber nicht unterscheiden, was es war. Als sie
näher kamen, sahen sie einen Zwerg mit einem alten, verwelkten Gesicht und einem ellenlangen, schneeweißen Bart. Das Ende des Bartes
war in eine Spalte des Baums eingeklemmt, und der Kleine sprang hin
und her wie ein Hündchen an einem Seil und wußte nicht, wie er sich
helfen sollte. Er glotzte die Mädchen mit seinen roten feurigen Augen
an und schrie. »Was steht ihr da! Könnt ihr nicht herbeigehen und
mir Beistand leisten?« – »Was hast du angefangen, kleines Männchen?«
fragte Rosenrot. »Dumme, neugierige Gans,« antwortete der Zwerg,
»den Baum habe ich mir spalten wollen, um kleines Holz in der Küche
zu haben; bei den dicken Klötzen verbrennt gleich das bißchen Speise,
das unsereiner braucht, der nicht so viel hinunterschlingt als ihr grobes,
gieriges Volk. Ich hatte den Keil schon glücklich hineingetrieben, und es
wäre alles nach Wunsch gegangen, aber das verwünschte Holz war zu
glatt und sprang unversehens heraus, und der Baum fuhr so geschwind
zusammen, daß ich meinen schönen weißen Bart nicht mehr herausziehen konnte; nun steckt er drin, und ich kann nicht fort. Da lachen die
albernen glatten Milchgesichter! Pfui, was seid ihr garstig!« Die Kinder
gaben sich alle Mühe, aber sie konnten den Bart nicht herausziehen,
er steckte zu fest. »Ich will laufen und Leute herbeiholen,« sagte Rosenrot. »Wahnsinnige Schafsköpfe,« schnarrte der Zwerg, »wer wird gleich*

Leute herbeirufen, ihr seid mir schon um zwei zu viel; fällt euch nicht Besseres ein?« — »Sei nur nicht ungeduldig,« sagte Schneeweißchen, »ich will schon Rat schaffen,« holte sein Scherchen aus der Tasche und schnitt das Ende des Bartes ab. Sobald der Zwerg sich frei fühlte, griff er nach einem Sack, der zwischen den Wurzeln des Baums steckte und mit Gold gefüllt war, hob ihn heraus und brummte vor sich hin: »Ungehobeltes Volk, schneidet mir ein Stück von meinem stolzen Barte ab! Lohn's euch der Guckuck!« Damit schwang er seinen Sack auf den Rücken und ging fort, ohne die Kinder nur noch einmal anzusehen.

Einige Zeit danach wollten Schneeweißchen und Rosenrot ein Gericht Fische angeln. Als sie nahe bei dem Bach waren, sahen sie, daß etwas wie eine große Heuschrecke nach dem Wasser zuhüpfte, als wollte es hineinspringen. Sie liefen heran und erkannten den Zwerg. »Wo willst du hin?« sagte Rosenrot, »du willst doch nicht ins Wasser?« — »Solch ein Narr bin ich nicht,« schrie der Zwerg, »seht ihr nicht, der verwünschte Fisch will mich hineinzuziehen?« Der Kleine hatte dagesessen und geangelt, und unglücklicherweise hatte der Wind seinen Bart mit der Angelschnur verflochten; als gleich darauf ein großer Fisch anbiß, fehlten dem schwachen Geschöpf die Kräfte, ihn herauszuziehen: der Fisch behielt die Oberhand und riß den Zwerg zu sich hin. Zwar hielt er sich an allen Halmen und Binsen, aber das half nicht viel, er mußte den Bewegungen des Fisches folgen und war in beständiger Gefahr, ins Wasser gezogen zu werden. Die Mädchen kamen zu rechter Zeit, hielten ihn fest und versuchten, den Bart von der Schnur loszumachen, aber vergebens, Bart und Schnur waren fest ineinander verwirrt. Es blieb nichts übrig, als das Scherchen hervorzuholen und den Bart abzuschneiden, wobei ein kleiner Teil desselben verlorenging. Als der Zwerg das sah, schrie er sie an: »Ist das Manier, ihr Lorche, einem das Gesicht zu schänden? Nicht genug, daß ihr mir den Bart unten abgestutzt habt, jetzt schneidet ihr mir den besten Teil davon ab: ich darf mich vor den Meinigen gar nicht sehen lassen. Daß ihr laufen müßtet und die Schuhsohlen verloren hättet!« Dann holte er einen Sack Perlen, der im Schilfe lag, und ohne ein Wort weiter zu sagen, schleppte er ihn fort und verschwand hinter einem Stein.

Es trug sich zu, daß bald hernach die Mutter die beiden Mädchen nach der Stadt schickte, Zwirn, Nadeln, Schnüre und Bänder einzukaufen. Der Weg führte sie über eine Heide, auf der hier und da mächtige Felsenstücke zerstreut lagen. Da sahen sie einen großen Vogel in der Luft schweben, der langsam über ihnen kreiste, sich immer tiefer herabsenkte und endlich nicht weit bei einem Felsen niederstieß. Gleich darauf hörten sie einen durchdringenden, jämmerlichen Schrei. Sie liefen herzu und sahen mit Schrecken, daß der Adler ihren alten Bekannten, den Zwerg, gepackt hatte und ihn forttragen wollte. Die mitleidigen Kinder hielten gleich das Männchen fest und zerrten sich so lange mit dem Adler herum, bis er seine Beute fahrenließ.

Als der Zwerg sich von dem ersten Schrecken erholt hatte, schrie er mit einer kreischenden Stimme: »Konntet ihr nicht säuberlicher mit mir umgehen? Gerissen habt ihr an meinem dünnen Röckchen, daß es überall zerfetzt und durchlöchert ist, unbeholfenes und läppisches Gesindel, das ihr seid!« Dann nahm er einen Sack mit Edelsteinen und schlüpfte wieder unter den Felsen in seine Höhle. Die Mädchen waren an seinen Undank schon gewöhnt, setzten ihren Weg fort und verrichteten ihr Geschäft in der Stadt. Als sie beim Heimweg wieder auf die Heide kamen, überraschten sie den Zwerg, der auf einem reinlichen Plätzchen seinen Sack mit Edelsteinen ausgeschüttet und nicht gedacht hatte, daß so spät noch jemand daherkommen würde. Die Abendsonne schien über die glänzenden Steine, sie schimmerten und leuchteten so prächtig in allen Farben, daß die Kinder stehenblieben und sie betrachteten. »Was steht ihr da und habt Maulaffen feil!« schrie der Zwerg, und sein aschgraues Gesicht ward zinnoberrot vor Zorn. Er wollte mit seinen Scheltworten fortfahren, als sich ein lautes Brummen hören ließ und ein schwarzer Bär aus dem Walde herbeitrabte. Erschrocken sprang der Zwerg auf, aber er konnte nicht mehr zu seinem Schlupfwinkel gelangen, der Bär war schon in seiner Nähe. Da rief er in Herzensangst: »Lieber Herr Bär, verschont mich, ich will Euch alle meine Schätze geben, sehet, die schönen Edelsteine, die da liegen. Schenkt mir das Leben, was habt Ihr an mir kleinen, schmächtigen Kerl? Ihr spürt mich nicht zwischen den Zähnen; da, die beiden gottlosen Mädchen packt, das sind für Euch zarte Bissen, fett wie junge Wachteln, die freßt in Gottes Namen.« Der Bär kümmerte sich um seine Worte nicht, gab dem boshaften Geschöpf einen einzigen Schlag mit der Tatze, und es regte sich nicht mehr.

Die Mädchen waren fortgesprungen, aber der Bär rief ihnen nach: »Schneeweißchen und Rosenrot, fürchtet euch nicht, wartet, ich will mit euch gehen.« Da erkannten sie seine Stimme und blieben stehen, und als der Bär bei ihnen war, fiel plötzlich die Bärenhaut ab, und er stand da als ein schöner Mann und war ganz in Gold gekleidet. »Ich bin eines Königs Sohn,« sprach er, »und war von dem gottlosen Zwerg, der mir meine Schätze gestohlen hatte, verwünscht, als ein wilder Bär in dem Walde zu laufen, bis ich durch seinen Tod erlöst würde. Jetzt hat er seine wohlverdiente Strafe empfangen.«

Schneeweißchen ward mit ihm vermählt und Rosenrot mit seinem Bruder, und sie teilten die großen Schätze miteinander, die der Zwerg in seiner Höhle zusammengetragen hatte. Die alte Mutter lebte noch lange Jahre ruhig und glücklich bei ihren Kindern. Die zwei Rosenbäumchen aber nahm sie mit, und sie standen vor ihrem Fenster und trugen jedes Jahr die schönsten Rosen, weiß und rot.«

*

Die Schwestern sind einander und dem Bären gegenüber in Liebe verbunden. Er sucht im kalten Winter Schutz in der Wärme ihres Häuschens. Die Schwestern zausen dem Bären das Fell und erlauben ihm, bei ihnen am Herd zu schlafen.

Es werden aber Hinweise gegeben, dass eine Kränkung den Bären hat einen dicken Pelz tragen lassen. Es kommt der Hinweis, dass Schneeweißchen es unter dem Fell golden aufblitzen sieht. Da erwähnt der Bär seine Schätze und die Zwerge, die sie ihm nehmen wollen.

Durch die Liebe der Schwestern wird der Bär geheilt, und sein Widersacher, der Zwerg, muss untergehen. Der Bär kann als Königssohn in voller Herrlichkeit erstrahlen. Schneeweißen heiratet ihn und Rosenrot bekommt seinen Bruder.

Brüderchen und Schwesterchen Märchentext:

»Brüderchen nahm sein Schwesterchen an der Hand und sprach: »Seit die Mutter tot ist, haben wir keine gute Stunde mehr. Die Stiefmutter schlägt uns alle Tage, und wenn wir zu ihr kommen, stößt sie uns mit den Füßen fort. Die harten Brotkrusten, die übrig bleiben, sind unsere Speise, und dem Hündlein unter dem Tisch geht's besser, dem wirft sie doch manchmal einen guten Bissen zu. Daß Gott erbarm! Wenn das unsere Mutter wüßte! Komm, wir wollen miteinander in die weite Welt gehen!« Sie gingen den ganzen Tag über Wiesen, Felder und Steine, und wenn es regnete, sprach das Schwesterchen: »Gott und unsere Herzen, die weinen zusammen!« Abends kamen sie in einen großen Wald und waren so müde von Jammer, Hunger und dem langen Weg, daß sie sich in einen hohlen Baum setzten und einschliefen.

Am anderen Morgen, als sie aufwachten, stand die Sonne schon hoch am Himmel und schien heiß in den Baum hinein. Da sprach das Brüderchen: »Schwesterchen, mich dürstet, wenn ich ein Brünnlein wüßte, ich ging und tränk einmal; ich mein, ich hört eins rauschen.« Brüderchen stand auf, nahm Schwesterchen an der Hand, und sie wollten das Brünnlein suchen. Die böse Stiefmutter aber war eine Hexe und hatte wohl gesehen, wie die beiden Kinder fortgegangen waren, war ihnen nachgeschlichen, heimlich, wie die Hexen schleichen, und hatte alle Brunnen im Walde verwünscht. Als sie nun ein Brünnlein fanden, daß so glitzerig über die Steine sprang, wollte das Brüderchen daraus trinken. Aber das Schwesterchen hörte, wie es im Rauschen sprach: »Wer aus mir trinkt, wird ein Tiger, wer aus mir trinkt, wird ein Tiger.« – Da rief das Schwesterchen: »Ich bitte dich, Brüderlein, trink nicht, sonst wirst du ein wildes Tier und zerreißest mich!« Das Brüderchen trank nicht, ob es gleich so großen Durst hatte, und sprach: »Ich will warten, bis zur nächsten Quelle.« Als sie zum zweiten Brünnlein kamen, hörte das Schwesterchen, wie auch dieses sprach: »Wer aus mir trinkt, wird ein Wolf, wer aus mir trinkt, wird ein Wolf.« Da rief das Schwesterchen: »Brüderchen, ich bitte dich, trink nicht, sonst wirst du ein Wolf und frissest mich!« – Das Brüderchen trank nicht und sprach: »Ich will warten, bis wir zur nächsten Quelle kommen, aber dann muß

*ich trinken, du magst sagen, was du willst, mein Durst ist gar zu groß.«
Und als sie zum dritten Brünnlein kamen, hörte das Schwesterlein, wie
es im Rauschen sprach:* »*Wer aus mir trinkt, wird ein Reh; wer aus mir
trinkt, wird ein Reh.*« *Das Schwesterchen sprach:* »*Ach Brüderchen, ich
bitte dich, trink nicht, sonst wirst du ein Reh und läufst mir fort.*« *Aber
das Brüderchen hatte sich gleich beim Brünnlein niedergekniet, hinab-
gebeugt und von dem Wasser getrunken und wie die ersten Tropfen auf
seine Lippen gekommen waren, lag es da als ein Rehkälbchen.*

*Nun weinte das Schwesterchen über das arme verwünschte Brüder-
chen, und das Rehchen weinte auch und saß so traurig neben ihm. Da
sprach das Mädchen endlich:* »*Sei still, liebes Rehchen, ich will dich
ja nimmermehr verlassen.*« *Dann band es sein goldenes Strumpfband
ab, tat es dem Rehchen um den Hals und rupfte Binsen und flocht ein
weiches Seil daraus. Daran band es das Tierchen und führte es weiter
und ging immer tiefer in den Wald hinein. Und als sie lange, lange
gegangen waren, kamen sie endlich an ein kleines Haus, und das Mädchen schaute hinein, und weil es leer war, dachte es: Hier können wir
bleiben und wohnen. Da suchte es dem Rehchen Laub und Moos zu
einem weichen Lager, und jeden Morgen ging es aus und sammelte sich
Wurzeln, Beeren und Nüsse, und für das Rehchen brachte es zartes Gras
mit, das fraß es ihm aus der Hand, war vergnügt und spielte vor ihm
herum. Abends wenn Schwesterchen müde war und sein Gebet gesagt
hatte, legte es seinen Kopf auf den Rücken des Rehkälbchens, das war
sein Kissen, darauf es sanft einschlief. Und hätte das Brüderchen nur
seine menschliche Gestalt gehabt, es wäre ein herrliches Leben gewesen.*

*Das dauerte eine Zeitlang, daß sie so allein in der Wildnis waren. Es
trug sich aber zu, daß der König des Landes eine große Jagd in dem
Wald hielt. Da schallte das Hörnerblasen, Hundegebell und das lustige
Geschrei der Jäger durch die Bäume, und das Rehlein hörte es und wäre
gar zu gerne dabei gewesen.* »*Ach!*« *sprach es zu dem Schwesterlein,
»laß mich hinaus in die Jagd, ich kann's nicht länger mehr aushalten!*«
und bat so lange, bis es einwilligte. »*Aber,*« *sprach es zu ihm, »komm
mir ja abends wieder, vor den wilden Jägern schließ ich mein Türlein;
und damit ich dich kenne, so klopf und sprich:* ›*Mein Schwesterlein,*

laß mich herein!‹ Und wenn du nicht so sprichst, so schließ ich mein Türlein nicht auf.« Nun sprang das Rehchen hinaus, und war ihm so wohl und war so lustig in freier Luft. Der König und seine Jäger sahen das schöne Tier und setzten ihm nach, aber sie konnten es nicht einholen und wenn sie meinten, sie hätten es gewiß, da sprang es über das Gebüsch weg und war verschwunden. Als es dunkel ward, lief es zu dem Häuschen, klopfte und sprach: »Mein Schwesterchen, laß mich herein!« Da ward ihm die kleine Tür aufgetan, es sprang hinein und ruhte sich die ganze Nacht auf seinem weichen Lager aus. Am andern Morgen ging die Jagd von neuem an, und als das Rehlein das Hifthorn hörte und das »Ho, Ho!« der Jäger, da hatte es keine Ruhe und sprach: »Schwesterchen, mach mir auf, ich muß hinaus.« Das Schwesterchen öffnete ihm die Türe und sprach: »Aber zum Abend mußt du wieder da sein und dein Sprüchlein sagen,« Als der König und seine Jäger das Rehlein mit dem goldenen Halsband wieder sahen, jagten sie ihm alle nach, aber es war ihnen zu schnell und behend. Das währte den ganzen Tag, endlich aber hatten es die Jäger abends umzingelt, und einer verwundete es ein wenig am Fuß, so daß es hinken mußte und langsam fortlief. Da schlich ihm ein Jäger nach bis zu dem Häuschen und hörte, wie es rief: »Mein Schwesterlein, laß mich herein!« und sah, daß die Tür ihm aufgetan und alsbald wieder zugeschlossen ward. Der Jäger behielt das alles wohl im Sinn, ging zum König und erzählte ihm, was er gesehen und gehört hatte. Da sprach der König: »Morgen soll noch einmal gejagt werden!«

Das Schwesterchen aber erschrak gewaltig, als es sah, daß sein Rehkälbchen verwundet war. Es wusch ihm das Blut ab, legte Kräuter auf und sprach: »Geh auf dein Lager, lieb Rehchen, daß du wieder heil wirst.« Die Wunde aber war so gering, daß das Rehchen am Morgen nichts mehr davon spürte. Und als es die Jagdlust wieder draußen hörte, sprach es: »Ich kann's nicht aushalten, ich muß dabei sein; so bald soll mich keiner kriegen!« Das Schwesterchen weinte und sprach: »Nun werden sie dich töten, und ich bin hier allein im Walde und bin verlassen von aller Welt. Ich laß dich nicht hinaus.« – »So sterb ich dir hier vor Betrübnis,« antwortete das Rehchen, »wenn ich das Hifthorn höre, so mein ich, ich müßt' aus den Schuhen springen!« Da konnte das Schwesterchen nicht anders und schloß ihm mit schwerem Herzen die Tür auf, und das Rehchen sprang gesund und fröhlich in den Wald. Als es der König erblickte, sprach er zu seinen Jägern: »Nun jagt ihm nach den ganzen Tag bis in die Nacht, aber daß ihm keiner etwas zuleide tut!« Sobald die Sonne untergegangen war, sprach der König zum Jäger: »Nun komm und zeige mir das Waldhäuschen!« Und als er vor dem Türlein war, klopfte er an und rief: »Lieb Schwesterlein, laß mich herein!« Da ging die Tür auf, und der König trat herein, und da stand ein Mädchen, das war so schön, wie er noch keins gesehen hatte. Das Mädchen erschrak, als es sah, daß nicht sein Rehlein, sondern ein Mann hereinkam, der eine goldene Krone auf dem Haupt hatte. Aber der König sah es freundlich an, reichte ihm die Hand und sprach: »Willst du mit mir gehen auf mein Schloß und meine liebe Frau sein?« – »Ach ja,« antwortete das Mädchen, »aber das Rehchen muß auch mit, das verlaß ich nicht.« Sprach der König: »Es soll bei dir bleiben, solange du lebst, und soll ihm an nichts fehlen.« Indem kam es hereingesprungen, da band es das Schwesterchen wieder an das Binsenseil, nahm es selbst in die Hand und ging mit ihm aus dem Waldhäuschen fort.

Der König nahm das schöne Mädchen auf sein Pferd und führte es in sein Schloß, wo die Hochzeit mit großer Pracht gefeiert wurde, und war es nun die Frau Königin, und lebten sie lange Zeit vergnügt zusammen; das Rehlein ward gehegt und gepflegt und sprang in dem Schloßgarten herum. Die böse Stiefmutter aber, um derentwillen die Kinder in die Welt hineingegangen waren, die meinte nicht anders, als Schwesterchen wäre von den wilden Tieren im Walde zerrissen worden und Brüderchen als ein Rehkalb von den Jägern totgeschossen. Als sie nun hörte, daß sie so glücklich waren, und es ihnen so wohlging, da wurden Neid und Mißgunst in ihrem Herzen rege und ließen ihr keine Ruhe, und sie hatte keinen anderen Gedanken, als wie sie die beiden doch noch ins Unglück bringen könnte. Ihre rechte Tochter, die häßlich war wie die Nacht und nur ein Auge hatte, die machte ihr Vorwürfe und sprach: »Eine Königin zu werden, das Glück hätte mir gebührt.« – »Sei nur still,« sagte die Alte und sprach sie zufrieden, »wenn's Zeit ist, will ich schon bei der Hand sein.« Als nun die Zeit herangerückt war und die Königin ein schönes Knäblein zur Welt gebracht hatte und der König gerade auf der Jagd war, nahm die alte Hexe die Gestalt der Kammerfrau an, trat in die Stube, wo die Königin lag, und sprach zu der Kranken: »Kommt, das Bad ist fertig, das wird Euch wohl tun und frische Kräfte geben. Geschwind, eh es kalt wird!« *Ihre Tochter war auch bei der Hand, sie trugen die schwache Königin in die Badstube und legten sie in die Wanne, dann schlössen sie die Tür ab und liefen davon. In der Badstube aber hatten sie ein rechtes Höllenfeuer angemacht, daß die schöne junge Königin bald ersticken mußte.*

Als das vollbracht war, nahm die Alte ihre Tochter, setzte ihr eine Haube auf und legte sie ins Bett an der Königin Stelle. Sie gab ihr auch die Gestalt und das Aussehen der Königin; nur das verlorene Auge konnte sie ihr nicht wiedergeben. Damit es aber der König nicht merkte, mußte sie sich auf die Seite legen, wo sie kein Auge hatte. Am Abend, als er heim kam und hörte, daß ihm ein Söhnlein geboren war, freute er sich herzlich, und wollte ans Bett seiner lieben Frau gehen und sehen, was sie machte. Da rief die Alte geschwind: »Beileibe, laßt die Vorhänge zu, die Königin darf noch nicht ins Licht sehen und muß Ruhe haben!« *Der König ging zurück und wußte nicht, daß eine falsche Königin im Bette lag.*

Als es aber Mitternacht war und alles schlief, da sah die Kinderfrau, die in der Kinderstube neben der Wiege saß und allein noch wachte, wie die Türe aufging und die rechte Königin hereintrat. Sie nahm das Kind aus der Wiege, legte es in ihren Arm und gab ihm zu trinken. Dann schüttelte sie ihm sein Kißchen, legte es wieder hinein und deckte es mit dem Deckbettchen zu. Sie vergaß aber auch das Rehchen nicht, ging in die Ecke, wo es lag, und streichelte ihm über den Rücken. Darauf ging sie ganz stillschweigend wieder zur Tür hinaus, und die Kinderfrau fragte am andern Morgen die Wächter, ob jemand während der Nacht ins Schloß gegangen wäre. Aber sie antworteten: »Nein, wir haben niemand gesehen.«

So kam sie viele Nächte und sprach niemals ein einziges Wort dabei; die Kinderfrau sah sie immer, aber sie getraute sich nicht, jemand etwas davon zu sagen.

Als nun so eine Zeit verflossen war, da hub die Königin in der Nacht an zu reden und sprach:

»Was macht mein Kind? Was macht mein Reh?

Nun komm ich noch zweimal und dann nimmermehr.«

Die Kinderfrau antwortete ihr nicht, aber als sie wieder verschwunden war, ging sie zum König und erzählte ihm alles. Sprach der König: »Ach Gott! Was ist das! Ich will in der nächsten Nacht bei dem Kinde wachen.« Abends ging er in die Kinderstube, aber um Mitternacht erschien die Königin wieder und sprach:

»Was macht mein Kind? Was macht mein Reh?

Nun komm ich noch einmal und dann nimmermehr.«

Und pflegte dann des Kindes, wie sie gewöhnlich tat, ehe sie verschwand. Der König getraute sich nicht, sie anzureden, aber er wachte auch in der folgenden Nacht. Sie sprach abermals:

»Was macht mein Kind? Was macht mein Reh?

Nun komm ich noch diesmal und dann nimmermehr.«

Da konnte sich der König nicht zurückhalten, sprang zu ihr und sprach: »Du kannst niemand anders sein, als meine liebe Frau!« Da antwortete sie: »Ja, ich bin deine Frau,« und hatte in dem Augenblick durch Gottes Gnade das Leben wiedererhalten, war frisch, rot und gesund. Darauf erzählte sie dem König den Frevel, den die böse Hexe und ihre Tochter an ihr verübt hatten. Der König ließ beide vor Gericht führen, und es ward ihnen das Urteil gesprochen. Die Tochter ward in den Wald geführt, wo sie die wilden Tiere zerrissen, die Hexe aber ward ins Feuer gelegt und mußte jammervoll verbrennen. Und wie sie zu Asche verbrannt war, verwandelte sich das Rehkälbchen und erhielt seine menschliche Gestalt wieder; Schwesterchen und Brüderchen aber lebten glücklich zusammen bis an ihr Ende.«

*

In diesem Märchen geht es um eine Kränkung beider Kinder durch den Fluch der schwarzmagischen Stiefmutter. Das Schwesterchen entgeht der Blockierung, indem sie sich um ihr in ein Reh verzaubertes Brüderchen in ständiger Liebe sorgt. Bei der königlichen Jagd im Wald entdeckt der König sie und ihr Reh, verliebt sich und hält um ihre Hand an. Sie willigt ein, unter der Bedingung, dass ihr Reh mitkommt. Nun könnte alles gut werden, aber der Fluch der Stiefmutter erreicht die junge Königin nach der Geburt ihres Kindes – sie stirbt. Jedoch geht die heilende Liebe über ihren Tod hinaus … Nachts kommt ihr Geist und fragt:

»Was macht mein Kind?
Was macht mein Reh? Jetzt komm ich noch einmal und dann nimmermehr …«

Der König erkennt seine tote Gemahlin und spricht sie voller Liebe an. Seine liebende Zuwendung erlöst sie. Ihr wird das Leben wiedergegeben. Durch die Liebe wird auch das Reh mit erlöst – jedoch auch durch die Vernichtung der schwarzmagischen Hexe …

Die Gänsemagd Märchentext:

»Es lebte einmal eine alte Königin, der war ihr Gemahl schon lange Jahre gestorben, und sie hatte eine schöne Tochter. Wie die erwuchs, wurde sie weit über Feld an einen Königssohn versprochen. Als nun die Zeit kam, wo sie vermählt werden sollte und nun das Kind in das fremde Reich abreisen mußte, packte ihr die Alte gar viel köstliches Gerät und Geschmeide ein, Gold und Silber, Becher und Kleinode, kurz alles, was nur zu einem königlichen Brautschatz gehörte, denn sie hatte ihr Kind von Herzen lieb. Auch gab sie ihr eine Kammerjungfer bei, welche mitreiten und die Braut in die Hände des Bräutigams überliefern sollte. Und jede bekam ein Pferd zur Reise, aber das Pferd der Königstochter hieß Falada und konnte sprechen. Wie nun die Abschiedsstunde da war, begab sich die alte Mutter in ihre Schlafkammer, nahm ein Messerlein und schnitt damit in ihre Finger, daß sie bluteten; darauf hielt sie ein weißes Läppchen unter und ließ drei Tropfen Blut hineinfallen, gab sie der Tochter und sprach: »Liebes Kind, verwahre sie wohl, sie werden dir unterwegs not tun.«

Also nahmen beide voneinander betrübten Abschied. Das Läppchen steckte die Königstochter in ihren Busen vor sich, setzte sich aufs Pferd und zog nun fort zu ihrem Bräutigam. Da sie eine Stunde geritten waren, empfand sie heißen Durst und sprach zu ihrer Kammerjungfer: »Steig' ab und schöpfe mir mit meinem Becher, den du für mich mitgenommen hast, Wasser aus dem Bache, ich möchte gern einmal trinken.« – »Wenn Ihr Durst habt,« sprach die Kammerjungfer, »so steigt selber ab, legt Euch ans Wasser und trinkt, ich mag Eure Magd nicht sein.« Da stieg die Königstochter vor großem Durst herunter, neigte sich über das Wasser im Bach und trank und durfte nicht aus dem goldenen Becher trinken. Da sprach sie: »Ach Gott!« Da antworteten die drei Blutstropfen: »Wenn das deine Mutter wüßte, das Herz im Leib tät ihr zerspringen.« Aber die Königsbraut war demütig, sagte nichts und stieg wieder zu Pferde. So ritten sie etliche Meilen weiter fort, aber der Tag war warm, die Sonne stach, und sie durstete bald von neuem. Da sie nun an einen Wasserfluß kamen, rief sie noch einmal ihrer Kammerjungfer: »Steig' ab und gib mir aus meinem Goldbecher zu trinken,« denn sie hatte alle bösen Worte längst vergessen. Die Kammerjungfer sprach aber noch hochmütiger: »Wollt Ihr trinken, so trinkt allein, ich mag nicht Eure Magd sein.« Da stieg die Königstochter hernieder vor großem Durst, legte sich über das fließende Wasser, weinte und sprach: »Ach Gott!« und die Blutstropfen antworteten wiederum: »Wenn das deine Mutter wüßte, das Herz im Leibe tät ihr zerspringen.« Und wie sie so trank und sich recht überlehnte, fiel ihr das Läppchen, worin die drei Tropfen waren, aus dem Busen und floß mit dem Wasser fort, ohne daß sie es in ihrer großen Angst merkte. Die Kammerjungfer hatte aber zugesehen und freute sich, daß sie Gewalt über die Braut bekäme; denn damit, daß diese die Blutstropfen verloren hatte, war sie schwach und machtlos geworden. Als sie nun wieder auf ihr Pferd steigen wollte, das da hieß Falada, sagte die Kammerfrau: »Auf Falada gehöre ich, und auf meinen Gaul gehörst du;« und das mußte sie sich gefallen lassen. Dann befahl ihr die Kammerfrau mit harten Worten, die königlichen Kleider auszuziehen und ihre schlechten anzulegen, und endlich mußte sie sich unter freiem Himmel verschwören, daß sie am königlichen Hof keinem Menschen etwas davon sprechen wollte; und wenn sie diesen Eid nicht abgelegt hätte, wäre sie auf der Stelle umgebracht worden. Aber Falada sah das alles an und nahm's wohl in acht.

Die Kammerfrau stieg nun auf Falada und die wahre Braut auf das schlechte Roß, und so zogen sie weiter, bis sie endlich in dem königlichen Schloß eintrafen. Da war große Freude über ihre Ankunft, und der Königssohn sprang ihnen entgegen, hob die Kammerfrau vom Pferde und meinte, sie wäre seine Gemahlin. Sie ward die Treppe hinaufgeführt, die wahre Königstochter aber mußte unten stehenbleiben. Da schaute der alte König am Fenster und sah sie im Hof halten und sah, wie sie fein war, zart und gar schön; ging alsbald hin ins königliche Gemach und fragte die Braut nach der, die sie bei sich hätte und da unten im Hof stände und wer sie wäre?

»Die hab ich mir unterwegs mitgenommen zur Gesellschaft; gebt der Magd was zu arbeiten, daß sie nicht müßig steht.« Aber der alte König hatte keine Arbeit für sie und wußte nichts, als daß er sagte: »Da hab ich so einen kleinen Jungen, der hütet die Gänse, dem mag sie helfen.« Der Junge hieß Kürdchen (Konrädchen), dem mußte die wahre Braut helfen Gänse hüten.

Bald aber sprach die falsche Braut zu dem jungen König: »Liebster Gemahl, ich bitte Euch, tut mir einen Gefallen!« Er antwortete: »Das will ich gerne tun.« – »Nun, so laßt den Schinder rufen und da dem Pferde, worauf ich hergeritten bin, den Hals abhauen, weil es mich unterwegs geärgert hat.« Eigentlich aber fürchtete sie, daß das Pferd sprechen möchte, wie sie mit der Königstochter umgegangen war. Nun war das so weit geraten, daß es geschehen und der treue Falada sterben sollte, da kam es auch der rechten Königstochter zu Ohr, und sie versprach dem Schinder heimlich ein Stück Geld, das sie ihm bezahlen wollte, wenn er ihr einen kleinen Dienst erwiese. In der Stadt war ein großes finsteres Tor, wo sie abends und morgens mit den Gänsen durch mußte, unter das finstere Tor möchte er dem Falada seinen Kopf hinnageln, daß sie ihn doch noch mehr als einmal sehen könnte. Also versprach das der Schindersknecht zu tun, hieb den Kopf ab und nagelte ihn unter das finstere Tor fest.

Des Morgens früh, da sie und Kürdchen unterm Tor hinaustrieben, sprach sie im Vorbeigehen:

»O du Falada, da du hangest,«
da antwortete der Kopf:
»O du Jungfer Königin, da du gangest,
wenn das deine Mutter wüßte,
ihr Herz tät ihr zerspringen.«
Da zog sie still weiter zur Stadt hinaus, und sie trieben die Gänse
aufs Feld. Und wenn sie auf der Wiese angekommen war, saß sie nieder
und machte ihre Haare auf, die waren eitel Gold, und Kürdchen sah
sie und freute sich, wie sie glänzten, und wollte ihr ein paar ausraufen.
Da sprach sie:
»Weh, weh, Windchen,
nimm Kürdchen sein Hütchen,
und lass'n sich mit jagen,
bis ich mich geflochten und geschnatzt
und wieder aufgesatzt.«
Und da kam ein so starker Wind, daß er dem Kürdchen sein Hüt-
chen weg wehte über alle Land, und es mußte ihm nachlaufen. Bis er
wiederkam, war sie mit dem Kämmen und Aufsetzen fertig, und er
konnte keine Haare kriegen. Da ward Kürdchen bös und sprach nicht
mit ihr; und so hüteten sie die Gänse, bis daß es Abend ward, dann
gingen sie nach Haus.

Den andern Morgen, wie sie unter dem finstern Tor hinaustrieben,
sprach die Jungfrau:
»O du Falada, da du hangest,«
Falada antwortete:
»O du Jungfer Königin, da du gangest,
wenn das deine Mutter wüßte,
ihr Herz tät ihr zerspringen.«
Und in dem Feld setzte sie sich wieder auf die Wiese und fing an, ihr
Haar auszukämmen, und Kürdchen lief und wollte danach greifen,
da sprach sie schnell:
»Weh, weh, Windchen,
nimm Kürdchen sein Hütchen,
und lass'n sich mit jagen,
bis ich mich geflochten und geschnatzt

und wieder aufgesatzt.«

*Da wehte der Wind und wehte ihm das Hütchen vom Kopf weit weg,
daß Kürdchen nachlaufen mußte, und als es wiederkam, hatte sie längst
ihr Haar zurecht, und es konnte keins davon erwischen, und so hüteten
sie die Gänse, bis es Abend ward.*

*Abends aber, nachdem sie heimgekommen waren, ging Kürdchen vor
den alten König und sagte:* »Mit dem Mädchen will ich nicht länger
Gänse hüten!« *–* »Warum denn?« *fragte der alte König.* »Ei, das ärgert
mich den ganzen Tag.« *Da befahl ihm der alte König zu erzählen, wie's
ihm denn mit ihr ginge. Da sagte Kürdchen:* »Morgens, wenn wir unter
dem finstern Tor mit der Herde durchkommen, so ist da ein Gaulskopf
an der Wand, zu dem redet sie:

›Falada, da du hangest,‹

da antwortet der Kopf:

›O du Königsjungfer, da du gangest,
wenn das deine Mutter wüßte,
ihr Herz tät' ihr zerspringen!‹«

*Und so erzählte Kürdchen weiter, was auf der Gänsewiese geschähe
und wie es da dem Hut im Winde nachlaufen müßte.*

*Der alte König befahl ihm, den nächsten Tag wieder hinauszutreiben,
und er selbst, wie es Morgen war, setzte sich hinter das finstere Tor und
hörte da, wie sie mit dem Haupt des Falada sprach. Und dann ging er
ihr auch nach in das Feld und barg sich in einem Busch auf der Wiese.
Da sah er nun bald mit seinen eigenen Augen, wie die Gänsemagd die
Herde getrieben brachte und wie nach einer Weile sie sich setzte und
ihre Haare losflocht, die strahlten von Glanz. Gleich sprach sie wieder:*

»Weh, weh, Windchen,
faß Kürdchen sein Hütchen,
und lass'n sich mit jagen,
bis ich mich geflochten und geschnatzt
und wieder aufgesatzt.«

*Da kam ein Windstoß und fuhr mit Kürdchens Hut weg, daß es weit
zu laufen hatte, und die Magd kämmte und flocht ihre Locken still fort,
welches der alte König alles beobachtete. Darauf ging er unbemerkt zu-*

rück, und als abends die Gänsemagd heimkam, rief er sie beiseite und fragte, warum sie dem allem so täte. »Das darf ich Euch nicht sagen und darf auch keinem Menschen mein Leid klagen, denn so hab' ich mich unter freiem Himmel verschworen, weil ich sonst um mein Leben gekommen wäre.« Er drang in sie und ließ ihr keinen Frieden, aber er konnte nichts aus ihr herausbringen. Da sprach er: »Wenn du mir nichts sagen willst, so klag' dem Eisenofen da dein Leid,« und ging fort. Da kroch sie in den Eisenofen, fing an zu jammern und zu weinen, schüttete ihr Herz aus und sprach: »Da sitze ich nun von aller Welt verlassen und bin doch eine Königstochter, und eine falsche Kammerjungfer hat mich mit Gewalt dahin gebracht, daß ich meine königlichen Kleider habe ablegen müssen, und hat meinen Platz bei meinem Bräutigam eingenommen, und ich muß als Gänsemagd gemeine Dienste tun. Wenn das meine Mutter wüßte, das Herz im Leib tät' ihr zerspringen.« Der alte König stand aber außen an der Ofenröhre, lauerte ihr zu und hörte, was sie sprach. Da kam er wieder herein und ließ sie aus dem Ofen gehen. Da wurden ihr königliche Kleider angetan, und es schien ein Wunder, wie sie so schön war. Der alte König rief seinen Sohn und offenbarte ihm, daß er die falsche Braut hätte: die wäre bloß ein Kammermädchen, die wahre aber stände hier als gewesene Gänsemagd. Der junge König war herzensfroh, als er ihre Schönheit und Tugend erblickte, und ein großes Mahl wurde angestellt, zu dem alle Leute und guten Freunde gebeten wurden. Obenan saß der Bräutigam, die Königstochter zur einen Seite und die Kammerjungfer zur andern, aber die Kammerjungfer war verblendet und erkannte jene nicht mehr in dem glänzenden Schmuck. Als sie nun gegessen und getrunken hatten und guten Muts waren, gab der alte König der Kammerfrau ein Rätsel auf, was eine solche wert wäre, die den Herrn so und so betrogen hätte, erzählte damit den ganzen Verlauf und fragte: »Welchen Urteils ist diese würdig?« Da sprach die falsche Braut: »Die ist nichts Besseres wert, als daß sie splitternackt ausgezogen und in ein Faß gesteckt wird, das inwendig mit spitzen Nägeln beschlagen ist; und zwei weiße Pferde müssen vorgespannt werden, die sie Gasse auf Gasse ab zu Tode schleifen.« – »Das bist du,« sprach der alte König, »und hast dein eigen Urteil gefunden, und danach soll dir widerfahren.« Und als das Urteil vollzogen war, vermählte sich der junge König mit seiner rechten Gemahlin, und beide beherrschten ihr Reich in Frieden und Seligkeit.«

Eine Königstochter soll in ein fernes Reich verheiratet werden. Sie muss sich auf eine gefährliche Reise machen. Beschützen soll sie die bedingungslose Liebe ihrer Mutter. Sie gibt ihr ein mit drei Blutstropfen getränktes Läppchen mit. Die Königstochter steckte es in ihren Busen und beginnt auf ihrem sprechenden Pferd Fallada die Reise. Begleitet wird sie von einer falschen Magd. Diese ist nicht bereit für die Königstochter Wasser zu schöpfen, wenn sie durstig ist. Als die Königstochter sich einmal beim Trinken über das Wasser beugt, rutscht ihr das Läppchen aus dem Ausschnitt und fällt in den Fluss. Nun ist sie der bösen Magd schutzlos ausgeliefert. Sie muss Kleider und Pferd tauschen. Auch schwört sie Stillschweigen über das Verbrechen.

Bei Ankunft wird die Magd für die Königstochter gehalten, und die Königstochter für die Magd. Nur der alte weise König wird von Anfang an auf die wahre Königstochter aufmerksam. Sie soll als Gänsehirtin einen kleinen Jungen – Kürdchen – zum Hüten der Gänse begleiten.

Fallada wird auf Wunsch der falschen Magd geschlachtet, weil sie Angst hat, es könnte Dank seiner Gabe zu sprechen die Wahrheit ans Licht bringen. Die Königstochter jedoch bittet den Pferdeschinder darum, den Kopf des Pferdes ans Stadttor zu nageln.

Als sie nun mit Kürdchen und den Gänsen durchs Stadttor kommt, klagt sie:

»Fallada, da du hangest!«

Und der Pferdekopf antwortet:

»O, Königsjungfer, da du gangest,
  wenn das deine Mutter wüsste,
  ihr Herz tät' ihr zerspringen.«

Auf dem Rückweg ereignet sich das Schauspiel noch einmal. Außerdem kämmt sie sich auf der Wiese ihre goldenen Haare. Vorher ruft sie:

»weh, weh Windchen,
fass Kürdchen sein Hütchen,
und lass'n sich mit jagen,
bis ich mich geflochten und geschnatzt
und wieder aufgesatzt.«

Während Kürdchen hinter seinem Hut herläuft, frisiert sie sich und ihre wunderschönen Haare werden sichtbar. Kürdchen erzählt das dem alten König, der sie am nächsten Tag beobachtet. Er stellt sie zur Rede und erfährt das große Verbrechen. Die falsche Königstochter wird bestraft und es wird nun endlich Hochzeit gefeiert.

Dieser gute Ausgang ist nur durch die bedingungslose Liebe der Königin zu ihrer Tochter möglich gewesen. Sie wird als erlösender Zauber dargestellt – weit über Raum und Zeit hinaus.

Dornröschen Märchentext:

»Vor Zeiten war ein König und eine Königin, die sprachen jeden Tag: »Ach, wenn wir doch ein Kind hätten!« und kriegten immer keins. Da trug sich zu, als die Königin einmal im Bade sass, dass ein Frosch aus dem Wasser ans Land kroch und zu ihr sprach: »Dein Wunsch wird erfüllt werden, ehe ein Jahr vergeht, wirst du eine Tochter zur Welt bringen.«

Was der Frosch gesagt hatte, das geschah, und die Königin gebar ein Mädchen, das war so schön, dass der König vor Freude sich nicht zu lassen wusste und ein grosses Fest anstellte. Er ladete nicht bloss seine Verwandte, Freunde und Bekannte, sondern auch die weisen Frauen dazu ein, damit sie dem Kind hold und gewogen wären. Es waren ihrer dreizehn in seinem Reiche, weil er aber nur zwölf goldene Teller hatte, von welchen sie essen sollten, so musste eine von ihnen daheim bleiben.

Das Fest ward mit aller Pracht gefeiert, und als es zu Ende war, beschenkten die weisen Frauen das Kind mit ihren Wundergaben: die eine mit Tugend, die andere mit Schönheit, die dritte mit Reichtum, und so mit allem, was auf der Welt zu wünschen ist. Als elfe ihre Sprüche eben getan hatten, trat plötzlich die dreizehnte herein. Sie wollte sich dafür rächen, dass sie nicht eingeladen war, und ohne jemand zu grüssen oder nur anzusehen, rief sie mit lauter Stimme: »Die Königstochter soll sich in ihrem fünfzehnten Jahr an einer Spindel stechen und tot hinfallen.« Und ohne ein Wort weiter zu sprechen, kehrte sie sich um und verliess den Saal. Alle waren erschrocken, da trat die zwölfte hervor, die ihren Wunsch noch übrig hatte, und weil sie den bösen Spruch nicht aufheben, sondern nur ihn mildern konnte, so sagte sie: »Es soll aber kein Tod sein, sondern ein hundertjähriger tiefer Schlaf, in welchen die Königstochter fällt.«

Der König, der sein liebes Kind vor dem Unglück gern bewahren wollte, liess den Befehl ausgehen, dass alle Spindeln im ganzen Königreiche verbrannt werden. An dem Mädchen aber wurden die Gaben der weisen Frauen sämtlich erfüllt, denn es war so schön, sittsam, freundlich und verständig, dass es jedermann, er es ansah, lieb haben musste. Es geschah, dass an dem Tage, wo es gerade fünfzehn Jahr alt ward, der König und die Königin nicht zu Haus waren, und das Mädchen ganz allein im Schloss zurückblieb. Da ging es allerorten herum, besah Stuben und Kammern, wie es Lust hatte, und kam endlich auch an einen alten Turm. Es stieg die enge Wendeltreppe hinauf, und gelangte zu einer kleinen Türe. In dem Schloss steckte ein verrosteter Schlüssel, und als es umdrehte, sprang die Türe auf, und sass da in einem kleinen Stübchen eine alte Frau mit einer Spindel und spann emsig ihren Flachs.

»Guten Tag, du altes Mütterchen,« sprach die Königstochter, »was machst du da?« – »Ich spinne,« sagte die Alte und nickte mit dem Kopf .«Was ist das für ein Ding, das so lustig herumspringt?« sprach das Mädchen, nahm die Spindel und wollte auch spinnen. Kaum hatte

sie aber die Spindel angerührt, so ging der Zauberspruch in Erfüllung, und sie stach sich damit in den Finger. In dem Augenblick aber, wo sie den Stich empfand, fiel sie auf das Bett nieder das da stand, und lag in einem tiefen Schlaf.

Und dieser Schlaf verbreite sich über das ganze Schloss: der König und die Königin, die eben heimgekommen waren und in den Saal getreten waren, fingen an einzuschlafen und der ganze Hofstaat mit ihnen. Da schliefen auch die Pferde im Stall, die Hunde im Hofe, die Tauben auf dem Dache, die Fliegen an der Wand, ja, das Feuer, das auf dem Herde flackerte, ward still und schlief ein, und der Braten hörte auf zu brutzeln, und der Koch, der den Küchenjungen, weil er etwas versehen hatte, in den Haaren ziehen wollte, liess ihn los und schlief. Und der Wind legt sich, und auf den Bäumen vor dem Schloss regte sich kein Blättchen mehr. Rings um das Schloss aber begann eine Dornenhecke zu wachsen, die jedes Jahr höher ward, und endlich das ganze Schloss umzog und darüber hinauswuchs, dass gar nichts davon zu sehen war, selbst nicht die Fahne auf den Dach.

Es ging aber die Sage in dem Land von dem schönen schlafenden Dornröschen, denn so ward die Königstochter genannt, also dass von Zeit zu Zeit Königssöhne kamen und durch die Hecke in das Schloss dringen wollten. Es war ihnen aber nicht möglich, denn die Dornen, als hätten sie Hände, hielten fest zusammen, und die Jünglinge blieben darin hängen, konnten sich nicht wieder losmachen und starben eines jämmerlichen Todes.

Nach langen Jahren kam wieder einmal ein Königssohn in das Land, und hörte, wie ein alter Mann von der Dornenhecke erzählte, es sollte ein Schloss dahinter stehen, in welchem eine wunderschöne Königstochter, Dornröschen genannt, schon seit hundert Jahren schliefe, und mit ihr der König und die Königin und der ganze Hofstaat. Er wusste auch von seinem Grossvater, dass schon viele Königssöhne gekommen wären und versucht hätten, durch die Dornenhecke zu dringen, aber sie wären darin hängengeblieben und eines traurigen Todes gestorben. Da sprach der Jüngling: »Ich fürchte mich nicht, ich will hinaus und das schöne Dornröschen sehen.« Der gute Alte mochte ihm abraten, wie er wollte, er hörte nicht auf seine Worte. Nun waren aber gerade die hundert Jahre verflossen, und der Tag war gekommen, wo Dornröschen wieder erwachen sollte. Als der Königssohn sich der Dornenhecke näherte, waren es lauter grosse schöne Blumen, die taten sich von selbst auseinander und liessen ihn unbeschädigt hindurch, und hinter ihm taten sie sich wieder als Hecke zusammen. Im Schlosshof sah er die Pferde und scheckigen Jagdhunde liegen und schlafen, auf dem Dach sassen die Tauben und hatten das Köpfchen unter den Flügel gesteckt. Und als er ins Haus kam, schliefen die Fliegen an der Wand, der Koch in der Küche hielt noch die Hand, als wollte er den Jungen anpacken, und die Magd sass vor dem schwarzen Huhn, das sollte gerupft werden.

Da ging er weiter und sah im Saale den ganzen Hofstaat liegen und schlafen, und oben bei dem Throne lag der König und die Königin. Da ging er noch weiter, und alles war so still, dass einer seinen Atem hören konnte, und endlich kam er zu dem Turm und öffnete die Türe zu der kleinen Stube, in welcher Dornröschen schlief. Da lag es und war so schön, dass er die Augen nicht abwenden konnte, und er bückte sich und gab ihm einen Kuss.

Wie er es mit dem Kuss berührt hatte, schlug Dornröschen die Augen auf, erwachte, und blickte ihn ganz freundlich an. Da gingen sie zusammen herab, und der König erwachte und die Königin und der ganze Hofstaat, und sahen einander mit grossen Augen an. Und die Pferde im Hof standen auf und rüttelten sich; die Jagdhunde sprangen und wedelten; die Tauben auf dem Dache zogen das Köpfchen unterm Flügel hervor, sahen umher und flogen ins Feld; die Fliegen an den Wänden krochen weiter; das Feuer in der Küche erhob sich, flackerte und kochte das Essen; der Braten fing wieder an zu brutzeln; und der Koch gab dem Jungen eine Ohrfeige, dass er schrie; und die Magd rupfte das Huhn fertig.

Und da wurde die Hochzeit des Königssohns mit dem Dornröschen in aller Pracht gefeiert, und sie lebten vergnügt bis an ihr Ende«

*

Dornröschens Geburt wurde von ihren Eltern sehnsüchtig erwartet und schließlich von einem Frosch prophezeit. Die königlichen Eltern laden zur Feier ihrer Geburt alle Feen des Landes ein, alle zwölf, bis auf eine ... Eine nach der anderen spricht einen heilsamen Wunsch für das Leben des Kindes: Tugend, Schönheit, Reichtum ... Nach der elften Fee betritt die dreizehnte das Schloss. Dafür, dass sie übergangen wurde, belegt sie das Kind mit einem Fluch:

»Die Königstochter soll sich in ihrem fünfzehnten Lebensjahr an einer Spindel stechen und tot hinfallen.«

Ohne ein weiteres Wort verlässt sie das Schloss wieder. Alle sind erschrocken. Nur die zwölfte Fee hat noch einen Wunsch frei. Sie kann aber den Fluch nicht aufheben. Deshalb ist ihr Wunsch:

»Es soll aber kein Tod sein, sondern ein hundertjähriger tiefer Schlaf, in den die Königstochter fällt.«

Um dem Fluch zu entgehen, ließ der König alle Spindeln im Reich verbrennen. Jedoch trifft das Kind in ihrem 15. Lebensjahr in einer verborgenen Kammer auf eine Spinnerin, sticht sich an der Spindel und fällt in einen tiefen Schlaf. Mit ihr erstarrt das gesamte Schlossleben und um das Schloss wächst eine riesige Dornenhecke. Die Königstochter ist im Zustand der tiefen Kränkung und Verletzung erstarrt. Um sie herum wächst eine riesige Dornenhecke als Schutzwall.

Erst nach Ablauf der Frist von hundert Jahren öffnet die Königstochter sich für die erlösende Liebe und kann von einem sie liebenden Prinzen wachgeküsst werden.

6 Kehlchakra – Kommunikation – Der Fluss – Hellblau – Türkis

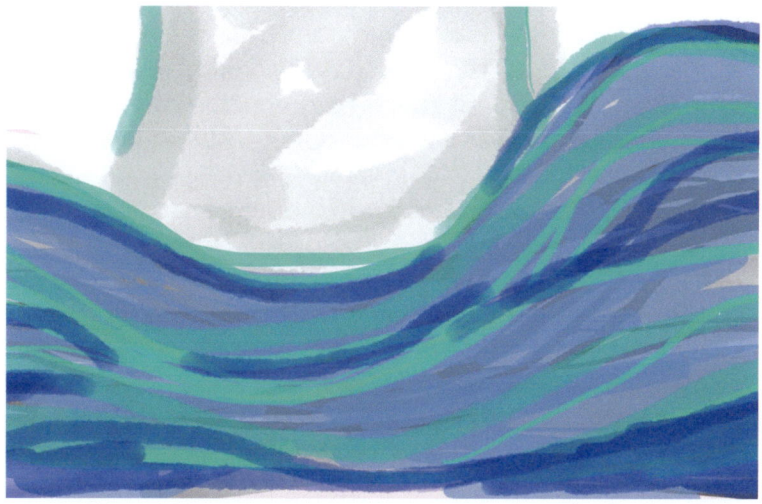

Das Kehlchakra ist der Sitz der Kommunikation, der Wahrheit, der Klarheit, der Kreativität. Themen sind Selbstausdruck, Wahrheit, höheres Selbst, Integrität, Authentizität und Kommunikation. Die zugehörige Farbe ist Hellblau. Das Element ist Äther, ein wissenschaftlich nicht mehr nachweisbares Element. In der Tradition des Sanskrit steht es für die Allgegenwart des Göttlichen, die alles durchdringt.

Das Kehlchakra verarbeitet Erfahrungen des Selbstausdrucks. Hier gehen wir in unsere höchste Wahrheit und manifestieren diese in der Realität. Wir geben der Welt unseren unverwechselbaren Fingerabdruck. Es ist auch der Sitz der Sprache und Lautbildung. Diese Energie bedeutet Wahrheit und Klarheit im Sinne von Resonanzkörper ohne Verzerrung ...

Freundlichkeit, Offenheit und Umsetzung von Kreativität erleben wir im Zustand der vollen Entwicklung des Kehlchakras. Es ist für den authentischen Selbstausdruck der Seele verantwortlich.

In der Pubertät kann der Fluss und die Entwicklung durch Zurückweisungen oder schulische Überforderung eingeschränkt werden. Hauptfeind dieses Chakras ist Stress. Daraus kann sich eine Blockierung durch Selbstlüge ergeben.

Die Ängste sich auszudrücken, vor Konfrontation und vor Zurückweisung, können zu starker Schüchternheit oder im Gegenteil zu einer überschießenden Reaktion führen.

Blockierung: Selbstlüge ausgelöst durch Stress

6.1 Eigene Erfahrung: Das liebevolle schüchterne Kind ...

Ich ging als Kind bei Spannungen und Stress, die ich von den Erwachsenen fühlte, fast völlig in die Schüchternheit. Ich wurde zum Spiegel der Erwartungen der Erwachsenen statt zum Spiegel meines Selbstausdrucks ...

Hier ein Beispiel: Weihnachten ist vorüber. Wir haben es wie jedes Jahr mit der ganzen Verwandtschaft in Berlin gefeiert. Ob es eine schöne Feier war, kann ich gar nicht erfühlen, weil ich nur diese spannungsgeladenen Familienfeiern kenne. Das liebe Mädchen öffnet sein Herz, weil es möchte, dass alles harmonisch verläuft. Es ist doch Weihnachten, oder?

Und wie kann ich am besten alle glücklich machen? Indem ich meine eigenen Wünsche völlig zurückstelle. Ja, ich bin glücklich, wenn es alle sind! Jeden Onkel, jede Tante mache ich mit meiner Gegenwart fröhlich ... Tina ist ein Sonnenschein! Ja, das bin ich. Und das macht mich froh!

Ich erinnere mich, dass mir einmal zwei Tanten, voneinander unabhängig, dasselbe Geschenk machten, einen Webrahmen. Brachte ich in irgendeiner Weise meine Enttäuschung zum Ausdruck? Nein! Warum auch? Ich war so im Einklang mit den lieben Tanten, dass ich mich trotzdem von Herzen freute. Beiden Tanten gab ich das Gefühl, etwas Schönes zu meinem Leben beigetragen zu haben ... Und das hatten sie. Ich liebe sie beide immer noch, und die Erinnerung an sie gibt mir Kraft.

6.2 Märchen

Die Märchen zum Kehlchakra charakterisieren den Weg zur Wahrheit und zum authentischen Selbstausdruck.

Schneewittchen Märchentext:

»Es war einmal mitten im Winter, und die Schneeflocken fielen wie Federn vom Himmel herab. Da saß eine Königin an einem Fenster, das einen Rahmen von schwarzem Ebenholz hatte, und nähte. Und wie sie so nähte und nach dem Schnee aufblickte, stach sie sich mit der Nadel in den Finger, und es fielen drei Tropfen Blut in den Schnee. Und weil das Rote im weißen Schnee so schön aussah, dachte sie bei sich: Hätt' ich ein Kind, so weiß wie Schnee, so rot wie Blut und so schwarz wie das Holz an dem Rahmen! Bald darauf bekam sie ein Töchterlein, das war so weiß wie Schnee, so rot wie Blut und so schwarzhaarig wie Ebenholz und ward darum Schneewittchen (Schneeweißchen) genannt. Und wie das Kind geboren war, starb die Königin. Über ein Jahr nahm sich der König eine andere Gemahlin. Es war eine schöne Frau, aber sie war stolz und übermütig und konnte nicht leiden, daß sie an Schönheit von jemand sollte übertroffen werden. Sie hatte einen wunderbaren Spiegel wenn sie vor den trat und sich darin beschaute, sprach sie:
»Spieglein, Spieglein an der Wand,
Wer ist die Schönste im ganzen Land?«
so antwortete der Spiegel:
»Frau Königin, Ihr seid die Schönste im Land.«
Da war sie zufrieden, denn sie wußte, daß der Spiegel die Wahrheit

sagte. Schneewittchen aber wuchs heran und wurde immer schöner,
und als es sieben Jahre alt war, war es so schön, wie der klare Tag und
schöner als die Königin selbst. Als diese einmal ihren Spiegel fragte:
»Spieglein, Spieglein an der Wand,
Wer ist die Schönste im ganzen Land?«
so antwortete er:
»Frau Königin, Ihr seid die Schönste hier,
Aber Schneewittchen ist tausendmal schöner als Ihr.«
Da erschrak die Königin und ward gelb und grün vor Neid. Von
Stund an, wenn sie Schneewittchen erblickte, kehrte sich ihr das Herz
im Leibe herum – so haßte sie das Mädchen. Und der Neid und Hoch-
mut wuchsen wie ein Unkraut in ihrem Herzen immer höher, daß sie
Tag und Nacht keine Ruhe mehr hatte. Da rief sie einen Jäger und
sprach: »Bring das Kind hinaus in den Wald, ich will's nicht mehr vor
meinen Augen sehen. Du sollst es töten und mir Lunge und Leber zum
Wahrzeichen mitbringen.« Der Jäger gehorchte und führte es hinaus,
und als er den Hirschfänger gezogen hatte und Schneewittchens un-
schuldiges Herz durchbohren wollte, fing es an zu weinen und sprach:
»Ach, lieber Jäger, laß mir mein Leben! Ich will in den wilden Wald
laufen und nimmermehr wieder heimkommen.« Und weil es gar so
schön war, hatte der Jäger Mitleiden und sprach: »So lauf hin, du armes
Kind!« Die wilden Tiere werden dich bald gefressen haben, dachte er,
und doch war's ihm, als wäre ein Stein von seinem Herzen gewälzt,
weil er es nicht zu töten brauchte. Und als gerade ein junger Frischling
dahergesprungen kam, stach er ihn ab, nahm Lunge und Leber heraus
und brachte sie als Wahrzeichen der Königin mit. Der Koch mußte sie
in Salz kochen, und das boshafte Weib aß sie auf und meinte, sie hätte
Schneewittchens Lunge und Leber gegessen.

Nun war das arme Kind in dem großen Wald mutterseelenallein, und
ward ihm so angst, daß es alle Blätter an den Bäumen ansah und nicht
wußte, wie es sich helfen sollte. Da fing es an zu laufen und lief über die
spitzen Steine und durch die Dornen, und die wilden Tiere sprangen
an ihm vorbei, aber sie taten ihm nichts. Es lief, so lange nur die Füße
noch fortkonnten, bis es bald Abend werden wollte. Da sah es ein kleines
Häuschen und ging hinein, sich zu ruhen. In dem Häuschen war alles

klein, aber so zierlich und reinlich, daß es nicht zu sagen ist. Da stand ein weißgedecktes Tischlein mit sieben kleinen Tellern, jedes Tellerlein mit seinem Löffelein, ferner sieben Messerlein und Gäblelein und sieben Becherlein. An der Wand waren sieben Bettlein nebeneinander aufge- stellt und schneeweiße Laken darüber gedeckt. Schneewittchen, weil es so hungrig und durstig war, aß von jedem Tellerlein ein wenig Gemüs' und Brot und trank aus jedem Becherlein einen Tropfen Wein; denn es wollte nicht einem alles wegnehmen. Hernach, weil es so müde war, legte es sich in ein Bettchen, aber keins paßte; das eine war zu lang, das andere zu kurz, bis endlich das siebente recht war; und darin blieb es liegen, befahl sich Gott und schlief ein.

Als es ganz dunkel geworden war, kamen die Herren von dem Häus- lein, das waren die sieben Zwerge, die in den Bergen nach Erz hackten und gruben. Sie zündeten ihre sieben Lichtlein an, und wie es nun hell im Häuslein ward, sahen sie, daß jemand darin gesessen war, denn es stand nicht alles so in der Ordnung, wie sie es verlassen hatten. Der erste sprach: »Wer hat auf meinem Stühlchen gesessen?« Der zweite: »Wer hat von meinem Tellerchen gegessen?« Der dritte: »Wer hat von meinem Brötchen genommen?« Der vierte: »Wer hat von meinem Gemüschen gegessen?« Der fünfte: »Wer hat mit meinem Gäbelchen gestochen?« Der sechste: »Wer hat mit meinem Messerchen geschnitten?« Der siebente: »Wer hat aus meinem Becherlein Getrunken?« Dann sah sich der erste um und sah, daß auf seinem Bett eine kleine Delle war, da sprach er: »Wer hat in mein Bettchen getreten?« Die anderen kamen gelaufen und riefen: »In meinem hat auch jemand Gelegen!« Der siebente aber, als er in sein Bett sah, erblickte Schneewittchen, das lag darin und schlief. Nun rief er die andern, die kamen herbeigelaufen und schrien vor Verwunderung, holten ihre sieben Lichtlein und beleuchteten Schnee- wittchen. »Ei, du mein Gott! Ei, du mein Gott!« riefen sie, »was ist das Kind so schön!« Und hatten so große Freude, daß sie es nicht auf- weckten, sondern im Bettlein fortschlafen ließen. Der siebente Zwerg aber schlief bei seinen Gesellen, bei jedem eine Stunde, da war die Nacht herum. Als es Morgen war, erwachte Schneewittchen, und wie es die sieben Zwerge sah, erschrak es. Sie waren aber freundlich und fragten: »Wie heißt du?« – »Ich heiße Schneewittchen,« antwortete es.

»Wie bist du in unser Haus gekommen?« sprachen weiter die Zwerge.
Da erzählte es ihnen, daß seine Stiefmutter es hätte wollen umbringen
lassen, der Jäger hätte ihm aber das Leben geschenkt, und da wär' es
gelaufen den ganzen Tag, bis es endlich ihr Häuslein gefunden hätte.
Die Zwerge sprachen: »Willst du unsern Haushalt versehen, kochen,
betten, waschen, nähen und stricken, und willst du alles ordentlich und
reinlich halten, so kannst du bei uns bleiben, und es soll dir an nichts
fehlen.« – »Jaa, sagte Schneewittchen, »von Herzen gern!« und blieb
bei ihnen. Es hielt ihnen das Haus in Ordnung. Morgens gingen sie in
die Berge und suchten Erz und Gold, abends kamen sie wieder, und da
mußte ihr Essen bereit sein. Den ganzen Tag über war das Mädchen
allein; da warnten es die guten Zwerglein und sprachen: »Hüte dich
vor deiner Stiefmutter, die wird bald wissen, daß du hier bist; laß ja
niemand herein! Die Königin aber, nachdem sie Schneewittchens Lunge
und Leber glaubte gegessen zu haben, dachte nicht anders, als sie wäre
wieder die Erste und Allerschönste, trat vor ihren Spiegel und sprach:
»Spieglein, Spieglein. an der Wand,
Wer ist die Schönste im ganzen Land?«
Da antwortete der Spiegel:
»Frau Königin, Ihr seid die Schönste hier,
Aber Schneewittchen über den Bergen
Bei den sieben Zwergen
Ist noch tausendmal schöner als Ihr.«
Da erschrak sie, denn sie wußte, daß der Spiegel keine Unwahrheit
sprach, und merkte, daß der Jäger sie betrogen hatte und Schneewittchen
noch am Leben war. Und da sann und sann sie aufs neue, wie sie es
umbringen wollte; denn so lange sie nicht die Schönste war im ganzen
Land, ließ ihr der Neid keine Ruhe. Und als sie sich endlich etwas
ausgedacht hatte, färbte sie sich das Gesicht und kleidete sich wie eine
alte Krämerin und war ganz unkenntlich. In dieser Gestalt ging sie über
die sieben Berge zu den sieben Zwergen, klopfte an die Türe und rief:
»Schöne Ware feil! feil!« Schneewittchen guckte zum Fenster hinaus
und rief: »Guten Tag, liebe Frau! Was habt Ihr zu verkaufen?« – »Gute
Ware,« antwortete sie, »Schnürriemen von allen Farben,« und holte
einen hervor, der aus bunter Seide geflochten war. Die ehrliche Frau
kann ich hereinlassen, dachte Schneewittchen, riegelte die Türe auf

und kaufte sich den hübschen Schnürriemen. »Kind,« sprach die Alte, »wie du aussiehst! Komm, ich will dich einmal ordentlich schnüren.« Schneewittchen hatte kein Arg, stellte sich vor sie und ließ sich mit dem neuen Schnürriemen schnüren. Aber die Alte schnürte geschwind und schnürte so fest, daß dem Schneewittchen der Atem verging und es für tot hinfiel. »Nun bist du die Schönste gewesen,« sprach sie und eilte hinaus. Nicht lange darauf, zur Abendzeit, kamen die sieben Zwerge nach Haus; aber wie erschraken sie, als sie ihr liebes Schneewittchen auf der Erde liegen sahen, und es regte und bewegte sich nicht, als wäre es tot. Sie hoben es in die Höhe, und weil sie sahen, daß es zu fest geschnürt war, schnitten sie den Schnürriemen entzwei; da fing es an ein wenig zu atmen und ward nach und nach wieder lebendig. Als die Zwerge hörten, was geschehen war, sprachen sie: »Die alte Krämerfrau war niemand als die gottlose Königin. Hüte dich und laß keinen Menschen herein, wenn wir nicht bei dir sind!« Das böse Weib aber, als es nach Haus gekommen war, ging vor den Spiegel und fragte:

»Spieglein, Spieglein an der Wand,
Wer ist die Schönste im ganzen Land?«

Da antwortete er wie sonst:

»Frau Königin, Ihr seid die Schönste hier,
Aber Schneewittchen über den Bergen
Bei den sieben Zwergen
Ist noch tausendmal schöner als Ihr.«

Als sie das hörte, lief ihr alles Blut zum Herzen, so erschrak sie, ›denn sie sah wohl, daß Schneewittchen wieder lebendig geworden war. »Nun aber,« sprach sie,« will ich etwas aussinnen, das dich- zugrunde richten soll,« und mit Hexenkünsten, die sie verstand, machte sie einen giftigen Kamm. Dann verkleidete sie sich und nahm die Gestalt eines anderen alten Weibes an. So ging sie hin über die sieben Berge zu den sieben Zwergen, klopfte an die Türe und rief: »Gute Ware feil! feil!« Schneewittchen schaute heraus und sprach: »Geht nur weiter, ich darf niemand hereinlassen!« – »Das Ansehen wird dir doch erlaubt sein,« sprach die Alte, zog den giftigen Kamm heraus und hielt ihn in die Höhe. Da gefiel er dem Kinde so gut, daß es sich betören ließ und die Türe öffnete. Als sie des Kaufs einig waren, sprach die Alte: »Nun will ich dich einmal ordentlich kämmen.« Das arme Schneewittchen dachte *an nichts, ließ die Alte gewähren, aber kaum hatte sie den Kamm in die Haare gesteckt, als das Gift darin wirkte und das Mädchen ohne Besinnung niederfiel. »Du Ausbund von Schönheit,« sprach das boshafte Weib, »jetzt ist's um dich geschehen,« und ging fort. Zum Glück aber war es bald Abend, wo die sieben Zwerglein nach Haus kamen. Als sie Schneewittchen wie tot auf der Erde liegen sahen, hatten sie gleich die Stiefmutter in Verdacht, suchten nach und fanden den giftigen Kamm. Und kaum hatten sie ihn herausgezogen, so kam Schneewittchen wieder zu sich und erzählte, was vorgegangen war. Da warnten sie es noch einmal, auf seiner Hut zu sein und niemand die Türe zu öffnen. Die Königin stellte sich daheim vor den Spiegel und sprach:*

»Spieglein, Spieglein an der Wand,
Wer ist die Schönste im ganzen Land?«

Da antwortete er wie vorher:

»Frau Königin, Ihr seid die Schönste hier,
Aber Schneewittchen über den Bergen
Bei den sieben Zwergen
Ist noch tausendmal schöner als Ihr.«

Als sie den Spiegel so reden hörte, zitterte und bebte sie vor Zorn. ,Schneewittchen soll sterben,« rief sie, »und wenn es mein eigenes Leben kostet!« Darauf ging sie in eine ganz verborgene, einsame Kammer, wo niemand hinkam, und machte da einen giftigen, giftigen Apfel. Äußerlich sah er schön aus, weiß mit roten Backen, daß jeder, der ihn erblickte, Lust danach bekam, aber wer ein Stückchen davon aß, der mußte sterben. Als der Apfel fertig war, färbte sie sich das Gesicht und verkleidete sich in eine Bauersfrau, und so ging sie über die sieben Berge zu den sieben Zwergen. Sie klopfte an. Schneewittchen streckte den Kopf zum Fenster heraus und sprach: » Ich darf keinen Menschen einlassen, die sieben Zwerge haben mir's verboten!« – »Mir auch recht,« antwortete die Bäuerin, »meine Äpfel will ich schon loswerden. Da, einen will ich dir schenken.« – »Nein,« sprach Schneewittchen, »ich darf nichts annehmen!« – »Fürchtest du dich vor Gift?« sprach die Alte, »siehst du, da schneide ich den Apfel in zwei Teile; den roten Backen iß, den weißen will ich essen.» Der Apfel war aber so künstlich gemacht, daß der rote Backen allein vergiftet war. Schneewittchen lüsterte den schönen Apfel an, und als es sah, daß die Bäuerin davon aß, so konnte

es nicht länger widerstehen, streckte die Hand hinaus und nahm die giftige Hälfte. Kaum aber hatte es einen Bissen davon im Mund, so fiel es tot zur Erde nieder. Da betrachtete es die Königin mit grausigen Blicken und lachte überlaut und sprach: »Weiß wie Schnee, rot wie Blut, schwarz wie Ebenholz! Diesmal können dich die Zwerge nicht wieder erwecken.« *Und als sie daheim den Spiegel befragte:*
»Spieglein, Spieglein an der Wand,
Wer ist die Schönste im ganzen Land?«
so antwortete er endlich:
»Frau Königin, Ihr seid die Schönste im Land.«
Da hatte ihr neidisches Herz Ruhe, so gut ein neidisches Herz Ruhe haben kann.

Die Zwerglein, wie sie abends nach Haus kamen, fanden Schneewittchen auf der Erde liegen, und es ging kein Atem mehr aus seinem Mund, und es war tot. Sie hoben es auf suchten, ob sie was Giftiges fänden, schnürten es auf, kämmten ihm die Haare, wuschen es mit Wasser und Wein, aber es half alles nichts; das liebe Kind war tot und blieb tot. Sie legten es auf eine Bahre und setzten sich alle siebene daran und beweinten es und weinten drei Tage lang. Da wollten sie es begraben, aber es sah noch so frisch aus wie ein lebender Mensch und hatte noch seine schönen, roten Backen. Sie sprachen: »Das können wir nicht in die schwarze Erde versenken,« *und ließen einen durchsichtigen Sarg von Glas machen, daß man es von allen Seiten sehen konnte, legten es hinein und schrieben mit goldenen Buchstaben seinen Namen darauf und daß es eine Königstochter wäre. Dann setzten sie den Sarg hinaus auf den Berg, und einer von ihnen blieb immer dabei und bewachte ihn. Und die Tiere kamen auch und beweinten Schneewittchen, erst eine Eule dann ein Rabe. zuletzt ein Täubchen. Nun lag Schneewittchen lange, lange Zeit in dem Sarg und verweste nicht, sondern sah aus, als wenn es schliefe, denn es war noch so weiß wie Schnee, so rot wie Blut und so schwarzhaarig wie Ebenholz. Es geschah aber, daß ein Königssohn in den Wald geriet und zu dem Zwergenhaus kam, da zu übernachten. Er sah auf dem Berg den Sarg und das schöne Schneewittchen darin und las, was mit goldenen Buchstaben darauf geschrieben war. Da sprach er zu den Zwergen:* »Laßt mir den Sarg, ich will euch geben, was ihr dafür* *haben wollt « Aber die Zwerge antworteten: »Wir geben ihn nicht für alles Gold in der Welt.« Da sprach er: »So schenkt mir ihn, denn ich kann nicht leben, ohne Schneewittchen zu sehen, ich will es ehren und hochachten wie mein Liebstes.« Wie er so sprach, empfanden die guten Zwerglein Mitleid mit ihm und gaben ihm den Sarg. Der Königssohn ließ ihn nun von seinen Dienern auf den Schultern forttragen. Da geschah es, daß sie über einen Strauch stolperten, und von dem Schüttern fuhr der giftige Apfelgrütz, den Schneewittchen abgebissen hatte, aus dem Hals. Und nicht lange, so öffnete es die Augen, hob den Deckel vom Sarg in die Höhe und richtete sich auf und war wieder lebendig. »Ach Gott, wo bin ich?« rief es. Der Königssohn sagte voll Freude: »Du bist bei mir,« und erzählte, was sich zugetragen hatte, und sprach: »Ich habe dich lieber als alles auf der Welt; komm mit mir in meines Vaters Schloß, du sollst meine Gemahlin werden.« Da war ihm Schneewittchen gut und ging mit ihm, und ihre Hochzeit ward mit großer Pracht und Herrlichkeit angeordnet. Zu dem Feste wurde aber auch Schneewittchens gottlose Stiefmutter eingeladen. Wie sie sich nun mit schönen Kleidern angetan hatte, trat sie vor den Spiegel und sprach:*

»Spieglein, Spieglein an der Wand,
Wer ist die Schönste im ganzen Land?«
Der Spiegel antwortete:
»Frau Königin, Ihr seid die Schönste hier,
Aber die junge Königin ist noch tausendmal schöner als Ihr.«

Da stieß das böse Weib einen Fluch aus, und ward ihr so angst, so angst, daß sie sich nicht zu lassen wußte. Sie wollte zuerst gar nicht auf die Hochzeit kommen, doch ließ es ihr keine Ruhe, sie mußte fort und die junge Königin sehen. Und wie sie hineintrat, erkannte sie Schneewittchen, und vor Angst und Schrecken stand sie da und konnte sich nicht regen. Aber es waren schon eiserne Pantoffel über Kohlenfeuer gestellt und wurden mit Zangen hereingetragen und vor sie hingestellt. Da mußte sie in die rotglühenden Schuhe treten und so lange tanzen, bis sie tot zur Erde fiel.«

*

Thema des Märchens Schneewittchen ist die Leugnung der wahren Größe. Keiner will Schneewittchens Schönheit erkennen. Die böse Stiefmutter gönnt sie ihr nicht. Schneewittchen hat nicht die Kraft, sich zu widersetzen und flieht zu den sieben Zwergen hinter den sieben Bergen. Sie versteckt sich – macht sich klein ...

Nur der Spiegel bleibt wahr und sagt:

»Frau Königin, Ihr seid die Schönste hier.
 Aber Schneewittchen hinter den Bergen,
 bei den sieben Zwergen
 ist tausendmal schöner als Ihr ...«

Das Verstecken nützt Schneewittchen nichts. Die Königin sucht und findet sie. Dreimal versucht sie, Schneewittchen zu ermorden. Schneewittchen ist nicht in ihrer Kraft und ihrem Selbstausdruck. Sie lässt alles mit sich geschehen: Wie eine brave Magd tut sie, was die Zwerge auftragen und kann sich nicht den Mordanschlägen der bösen Stiefmutter widersetzen.

Der letzte Anschlag der Königin glückt fast. Ein vergifteter Apfel steckt in ihrer Kehle und lähmt sie vollkommen. Jeder Selbstausdruck ist verloren ... Da taucht ein ihre Schönheit liebender Prinz auf und möchte sie in einem gläsernen Sarg mit sich nehmen. Durch einen glücklichen Unfall wird sie von dem vergifteten Apfel befreit. Der Prinz wird sie zukünftig dabei unterstützen, wahrhaftig groß und schön zu sein.

Des Kaisers neue Kleider Märchentext:

Ein Märchen von Hans Christian Andersen
 »Vor vielen Jahren lebte ein Kaiser, der so ungeheuer viel auf neue Kleider hielt, daß er all sein Geld dafür ausgab, um recht geputzt zu

sein. Er kümmerte sich nicht um seine Soldaten, kümmerte sich nicht um Theater und liebte es nicht, in den Wald zu fahren, außer um seine neuen Kleider zu zeigen. Er hatte einen Rock für jede Stunde des Tages, und ebenso wie man von einem König sagte, er ist im Rat, so sagte man hier immer: »Der Kaiser ist in der Garderobe!«

In der großen Stadt, in der er wohnte, ging es sehr munter her. An jedem Tag kamen viele Fremde an, und eines Tages kamen auch zwei Betrüger, die gaben sich für Weber aus und sagten, daß sie das schönste Zeug, was man sich denken könne, zu weben verstanden. Die Farben und das Muster seien nicht allein ungewöhnlich schön, sondern die Kleider, die von dem Zeuge genäht würden, sollten die wunderbare Eigenschaft besitzen, daß sie für jeden Menschen unsichtbar seien, der nicht für sein Amt tauge oder der unverzeihlich dumm sei.

›Das wären ja prächtige Kleider‹, dachte der Kaiser; wenn ich solche hätte, könnte ich ja dahinterkommen, welche Männer in meinem Reiche zu dem Amte, das sie haben, nicht taugen, ich könnte die Klugen von den Dummen unterscheiden! Ja, das Zeug muß sogleich für mich gewebt werden!‹ Er gab den beiden Betrügern viel Handgeld, damit sie ihre Arbeit beginnen sollten.

Sie stellten auch zwei Webstühle auf, taten, als ob sie arbeiteten, aber sie hatten nicht das geringste auf dem Stuhle. Trotzdem verlangten sie die feinste Seide und das prächtigste Gold, das steckten sie aber in ihre eigene Tasche und arbeiteten an den leeren Stühlen bis spät in die Nacht hinein.

Nun möchte ich doch wissen, wie weit sie mit dem Zeuge sind!‹ dachte der Kaiser, aber es war ihm beklommen zumute, wenn er daran dachte, daß keiner, der dumm sei oder schlecht zu seinem Amte tauge, es sehen könne. Er glaubte zwar, daß er für sich selbst nichts zu fürchten brauche, aber er wollte doch erst einen andern senden, um zu sehen, wie es damit stehe. Alle Menschen in der ganzen Stadt wußten, welche besondere Kraft das Zeug habe, und alle waren begierig zu sehen, wie schlecht oder dumm ihr Nachbar sei.

›Ich will meinen alten, ehrlichen Minister zu den Webern senden‹, dachte der Kaiser, er kann am besten beurteilen, wie der Stoff sich ausnimmt, denn er hat Verstand, und keiner versieht sein Amt besser als er!‹

Nun ging der alte, gute Minister in den Saal hinein, wo die zwei Betrüger saßen und an den leeren Webstühlen arbeiteten. ›Gott behüte uns!‹ dachte der alte Minister und riß die Augen auf. ›Ich kann ja nichts erblicken!‹ Aber das sagte er nicht.

Beide Betrüger baten ihn näher zu treten und fragten, ob es nicht ein hübsches Muster und schöne Farben seien. Dann zeigten sie auf den leeren Stuhl, und der arme, alte Minister fuhr fort, die Augen aufzureißen, aber er konnte nichts sehen, denn es war nichts da. ›Herr Gott‹, dachte er, sollte ich dumm sein? Das habe ich nie geglaubt, und das darf kein Mensch wissen! Sollte ich nicht zu meinem Amte taugen? Nein, es geht nicht an, daß ich erzähle, ich könne das Zeug nicht sehen!‹

»Nun, Sie sagen nichts dazu?« fragte der eine von den Webern.

»Oh, es ist niedlich, ganz allerliebst!« antwortete der alte Minister und sah durch seine Brille. »Dieses Muster und diese Farben! – Ja, ich werde dem Kaiser sagen, daß es mir sehr gefällt!«

»Nun, das freut uns!« sagten beide Weber, und darauf benannten sie die Farben mit Namen und erklärten das seltsame Muster. Der alte Minister merkte gut auf, damit er dasselbe sagen könne, wenn er zum Kaiser zurückkomme, und das tat er auch.

Nun verlangten die Betrüger mehr Geld, mehr Seide und mehr Gold zum Weben. Sie steckten alles in ihre eigenen Taschen, auf den Webstuhl kam kein Faden, aber sie fuhren fort, wie bisher an den leeren Stühlen zu arbeiten.

Der Kaiser sandte bald wieder einen anderen tüchtigen Staatsmann hin, um zu sehen, wie es mit dem Weben stehe und ob das Zeug bald *fertig sei; es ging ihm aber gerade wie dem ersten, er guckte und guckte; weil aber außer dem Webstuhl nichts da war, so konnte er nichts sehen.*

»Ist das nicht ein ganz besonders prächtiges und hübsches Stück Zeug?« fragten die beiden Betrüger und zeigten und erklärten das prächtige Muster, das gar nicht da war.

›Dumm bin ich nicht‹, dachte der Mann; es ist also mein gutes Amt, zu dem ich nicht tauge! Das wäre seltsam genug, aber das muß man sich nicht merken lassen!‹ Daher lobte er das Zeug, das er nicht sah, und versicherte ihnen seine Freude über die schönen Farben und das herrliche Muster. »Ja, es ist ganz allerliebst!« sagte er zum Kaiser.

Alle Menschen in der Stadt sprachen von dem prächtigen Zeuge. Nun wollte der Kaiser es selbst sehen, während es noch auf dem Webstuhl sei. Mit einer ganzen Schar auserwählter Männer, unter denen auch die beiden ehrlichen Staatsmänner waren, die schon früher dagewesen, ging er zu den beiden listigen Betrügern hin, die nun aus allen Kräften webten, aber ohne Faser oder Faden.

»Ja, ist das nicht prächtig?« sagten die beiden ehrlichen Staatsmänner. »Wollen Eure Majestät sehen, welches Muster, welche Farben?« und dann zeigten sie auf den leeren Webstuhl, denn sie glaubten, daß die andern das Zeug wohl sehen könnten.

›Was!‹ dachte der Kaiser; ich sehe gar nichts! Das ist ja erschrecklich! Bin ich dumm? Tauge ich nicht dazu, Kaiser zu sein? Das wäre das Schrecklichste, was mir begegnen könnte.‹ »Oh, es ist sehr hübsch,« sagte er; »es hat meinen allerhöchsten Beifall!« und er nickte zufrieden und betrachtete den leeren Webstuhl; er wollte nicht sagen, daß er nichts sehen könne. Das ganze Gefolge, was er mit sich hatte, sah und sah, aber es bekam nicht mehr heraus als alle die andern, aber sie sagten gleich wie der Kaiser: »Oh, das ist hübsch!« und sie rieten ihm, diese neuen prächtigen Kleider das erste Mal bei dem großen Feste, das bevorstand, zu tragen.

»Es ist herrlich, niedlich, ausgezeichnet!« ging es von Mund zu Mund, und man schien allerseits innig erfreut darüber. Der Kaiser verlieh jedem der Betrüger ein Ritterkreuz, um es in das Knopfloch zu hängen, und den Titel Hofweber.

Die ganze Nacht vor dem Morgen, an dem das Fest stattfinden sollte, waren die Betrüger auf und hatten sechzehn Lichte angezündet, damit man sie auch recht gut bei ihrer Arbeit beobachten konnte. Die Leute konnten sehen, daß sie stark beschäftigt waren, des Kaisers neue Kleider fertigzumachen. Sie taten, als ob sie das Zeug aus dem Webstuhl nähmen, sie schnitten in die Luft mit großen Scheren, sie nähten mit Nähnadeln ohne Faden und sagten zuletzt: »Sieh, nun sind die Kleider fertig!«

Der Kaiser mit seinen vornehmsten Beamten kam selbst, und beide Betrüger hoben den einen Arm in die Höhe, gerade, als ob sie etwas hielten, und sagten: »Seht, hier sind die Beinkleider, hier ist das Kleid, hier ist der Mantel!« und so weiter. »Es ist so leicht wie Spinnwebe; man sollte glauben, man habe nichts auf dem Körper, aber das ist gerade die Schönheit dabei!«

»Ja!« sagten alle Beamten, aber sie konnten nichts sehen, denn es war nichts da.

»Belieben Eure Kaiserliche Majestät Ihre Kleider abzulegen,« sagten die Betrüger, »so wollen wir Ihnen die neuen hier vor dem großen Spiegel anziehen!«

Der Kaiser legte seine Kleider ab, und die Betrüger stellten sich, als ob sie ihm ein jedes Stück der neuen Kleider anzogen, die fertig genäht sein sollten, und der Kaiser wendete und drehte sich vor dem Spiegel.

»Ei, wie gut sie kleiden, wie herrlich sie sitzen!« sagten alle. »Welches Muster, welche Farben! Das ist ein kostbarer Anzug!«

»Draußen stehen sie mit dem Thronhimmel, der über Eurer Majestät getragen werden soll!« meldete der Oberzeremonienmeister.

»Seht, ich bin ja fertig!« sagte der Kaiser. »Sitzt es nicht gut?« und dann wendete er sich nochmals zu dem Spiegel; denn es sollte scheinen, als ob er seine Kleider recht betrachte.

Die Kammerherren, die das Recht hatten, die Schleppe zu tragen, griffen mit den Händen gegen den Fußboden, als ob sie die Schleppe aufhöben, sie gingen und taten, als hielten sie etwas in der Luft; sie wagten es nicht, es sich merken zu lassen, daß sie nichts sehen konnten.

So ging der Kaiser unter dem prächtigen Thronhimmel, und alle Menschen auf der Straße und in den Fenstern sprachen: »Wie sind des Kaisers neue Kleider unvergleichlich! Welche Schleppe er am Kleide hat! Wie schön sie sitzt!« Keiner wollte es sich merken lassen, daß er nichts sah; denn dann hätte er ja nicht zu seinem Amte getaugt oder wäre sehr dumm gewesen. Keine Kleider des Kaisers hatten solches Glück gemacht wie diese.

»Aber er hat ja gar nichts an!« sagte endlich ein kleines Kind. »Hört die Stimme der Unschuld!« sagte der Vater; und der eine zischelte dem andern zu, was das Kind gesagt hatte.

»Aber er hat ja gar nichts an!« rief zuletzt das ganze Volk. Das ergriff den Kaiser, denn das Volk schien ihm recht zu haben, aber er dachte bei sich: ›Nun muß ich aushalten.‹ Und die Kammerherren gingen und trugen die Schleppe, die gar nicht da war.«

*

Dieses Märchen gehört zu den Kunstmärchen von Hans Christian Andersen. Es ist so charakteristisch für das Kehlchakra, dass ich es gern als Ergänzung hineingenommen habe.

Bei diesem Märchen geht es um die klare Wahrnehmung, die der stressfreie Selbstausdruck mit sich bringt. Die betrügerischen Schneider bringen den Kaiser, den Hofstaat als auch die Untertanen dazu, die Wahrheit zu leugnen. Sie tun so, als schneidern sie dem Kaiser neue Kleider, behalten das Geld für das Material für sich und weben mit Luft ...

Ihre Behauptung, Dummköpfe und Leute, die für ihr Amt nicht taugen, können die Stoffe nicht sehen, schüchtert alle Beteiligten ein. Alle geraten unter starken Druck und wollen nicht zugeben, ein Dummkopf und ihres Amtes nicht würdig zu sein ...

Nur das Kind bleibt von dem Druck unbehelligt. Es sagt unvoreingenommen:

»Aber der hat ja nichts an.«

Damit bringt es alle in Verlegenheit. Nun erkennen alle die Wahrheit. Das Volk ruft auch aus:

»Aber der hat ja nichts an!«

Die Wahrheit des weisen Kindes befreit alle Beteiligten wieder zum freien Selbstausdruck ohne Angst ...

König Drosselbart Märchentext:

»Ein König hatte eine Tochter, die war über alle Maßen schön, aber dabei so stolz und übermütig, daß ihr kein Freier gut genug war. Sie wies einen nach dem andern ab, und trieb noch dazu Spott mit ihnen. Einmal ließ der König ein großes Fest anstellen, und ladete dazu aus der Nähe und Ferne die heiratslustigen Männer ein. Sie wurden alle in eine Reihe nach Rang und Stand geordnet; erst kamen die Könige, dann die Herzöge, die Fürsten, Grafen und Freiherrn, zuletzt die Edelleute. Nun ward die Königstochter durch die Reihen geführt, aber an jedem

hatte sie etwas auszusetzen. Der eine war ihr zu dick, »das Weinfaß!«
sprach sie. Der andere zu lang, »lang und schwank hat keinen Gang.«
Der dritte zu kurz, »kurz und dick hat kein Geschick.« Der vierte zu
blaß, »der bleiche Tod!« der fünfte zu rot, »der Zinshahn!« der sechste
war nicht gerad genug, »grünes Holz, hinterm Ofen getrocknet!« Und
so hatte sie an einem jeden etwas auszusetzen, besonders aber machte
sie sich über einen guten König lustig, der ganz oben stand und dem das
Kinn ein wenig krumm gewachsen war. »Ei,« rief sie und lachte, »der
hat ein Kinn, wie die Drossel einen Schnabel,« und seit der Zeit bekam
er den Namen ›Drosselbart‹. Der alte König aber, als er sah, daß seine
Tochter nichts tat als über die Leute spotten, und alle Freier, die da
versammelt waren, verschmähte, ward er zornig und schwur, sie sollte
den ersten besten Bettler zum Manne nehmen, der vor seine Türe käme.

Ein paar Tage darauf hub ein Spielmann an unter dem Fenster zu
singen, um damit ein geringes Almosen zu verdienen. Als es der König
hörte, sprach er: »Laßt ihn heraufkommen.« Da trat der Spielmann in
seinen schmutzigen verlumpten Kleidern herein, sang vor dem König
und seiner Tochter, und bat, als er fertig war, um eine milde Gabe.
Der König sprach: »Dein Gesang hat mir so wohl gefallen, daß ich dir
meine Tochter da zur Frau geben will.« Die Königstochter erschrak,
aber der König sagte: »Ich habe den Eid getan, dich dem ersten besten
Bettelmann zu geben, den will ich auch halten.« Es half keine Einrede,
der Pfarrer ward geholt, und sie mußte sich gleich mit dem Spielmann
trauen lassen. Als das geschehen war, sprach der König: »Nun schickt
sichs nicht, daß du als ein Bettelweib noch länger in meinem Schloß
bleibst, du kannst nur mit deinem Manne fortziehen.«

Der Bettelmann führte sie an der Hand hinaus, und sie mußte mit ihm
zu Fuß fortgehen. Als sie in einen großen Wald kamen, da fragte sie:
»Ach, wem gehört der schöne Wald?«
»Der gehört dem König Drosselbart;
hättst du'n genommen, so wär er dein.«
»Ich arme Jungfer zart,
ach, hätt ich genommen
den König Drosselbart!«

Darauf kamen sie über eine Wiese, da fragte sie wieder: »*Wem gehört die schöne grüne Wiese?*«
»*Sie gehört dem König Drosselbart;*
hättst du'n genommen, so wär sie dein.«
»*Ich arme Jungfer zart,*
ach, hätt ich genommen
den König Drosselbart!«
Dann kamen sie durch eine große Stadt, da fragte sie wieder: »*Wem gehört diese schöne große Stadt?*«
»*Sie gehört dem König Drosselbart,*
hättst du'n genommen, so wär sie dein.«
»*Ich arme Jungfer zart,*
ach, hätt ich genommen
den König Drosselbart!«
»*Es gefällt mir gar nicht,*« *sprach der Spielmann,* »*daß du dir immer einen andern zum Mann wünschest: bin ich dir nicht gut genug?*«
Endlich kamen sie an ein ganz kleines Häuschen, da sprach sie:
»*Ach, Gott, was ist das Haus so klein!*
wem mag das elende winzige Häuschen sein?«
Der Spielmann antwortete: »*Das ist mein und dein Haus, wo wir zusammen wohnen.*« *Sie mußte sich bücken, damit sie zu der niedrigen Tür hineinkam.* »*Wo sind die Diener?*« *sprach die Königstochter.* »*Was Diener!*« *antwortete der Bettelmann,* »*du mußt selber tun, was du willst getan haben. Mach nur gleich Feuer an und stell Wasser auf, daß du mir mein Essen kochst; ich bin ganz müde.*« *Die Königstochter verstand aber nichts vom Feueranmachen und Kochen, und der Bettelmann mußte selber mit Hand anlegen, daß es noch so leidlich ging. Als sie die schmale Kost verzehrt hatten, legten sie sich zu Bett: aber am Morgen trieb er sie schon ganz früh heraus, weil sie das Haus besorgen sollte. Ein paar Tage lebten sie auf diese Art schlecht und recht, und zehrten ihren Vorrat auf. Da sprach der Mann:* »*Frau, so gehts nicht länger, daß wir hier zehren und nichts verdienen. Du sollst Körbe flechten.*« *Er ging aus, schnitt Weiden und brachte sie heim: da fing sie an zu flechten, aber die harten Weiden stachen ihr die zarten Hände wund.* »*Ich sehe, das geht nicht,*« *sprach der Mann,* »*spinn lieber, vielleicht kannst du das besser.*« *Sie setzte sich hin und versuchte zu spinnen, aber*

der harte Faden schnitt ihr bald in die weichen Finger, daß das Blut daran herunterlief. »*Siehst du,*« *sprach der Mann,* »*du taugst zu keiner Arbeit, mit dir bin ich schlimm angekommen. Nun will ichs versuchen, und einen Handel mit Töpfen und irdenem Geschirr anfangen: du sollst dich auf den Markt setzen und die Ware feil halten.*« – »*Ach,*« *dachte sie,* »*wenn auf den Markt Leute aus meines Vaters Reich kommen, und sehen mich da sitzen und feil halten, wie werden sie mich verspotten!*« *Aber es half nichts, sie mußte sich fügen, wenn sie nicht Hungers sterben wollten. Das erstemal gings gut, denn die Leute kauften der Frau, weil sie schön war, gern ihre Ware ab, und bezahlten, was sie forderte: ja, viele gaben ihr das Geld, und ließen ihr die Töpfe noch dazu. Nun lebten sie von dem Erworbenen, solange es dauerte, da handelte der Mann wieder eine Menge neues Geschirr ein. Sie setzte sich damit an eine Ecke des Marktes, und stellte es um sich her und hielt feil. Da kam plötzlich ein trunkener Husar dahergejagt, und ritt geradezu in die Töpfe hinein, daß alles in tausend Scherben zersprang. Sie fing an zu weinen und wußte vor Angst nicht, was sie anfangen sollte.* »*Ach, wie wird mirs ergehen!*« *rief sie,* »*was wird mein Mann dazu sagen!*« *Sie lief heim und erzählte ihm das Unglück.* »*Wer setzt sich auch an die Ecke des Marktes mit irdenem Geschirr!*« *sprach der Mann,* »*laß nur das Weinen, ich sehe wohl, du bist zu keiner ordentlichen Arbeit zu gebrauchen. Da bin ich in unseres Königs Schloß gewesen und habe gefragt, ob sie nicht eine Küchenmagd brauchen könnten, und sie haben mir versprochen, sie wollten dich dazu nehmen; dafür bekommst du freies Essen.*«*

Nun ward die Königstochter eine Küchenmagd, mußte dem Koch zur Hand gehen und die sauerste Arbeit tun. Sie machte sich in beiden Taschen ein Töpfchen fest, darin brachte sie nach Haus was ihr von dem Übriggebliebenen zuteil ward, und davon nährten sie sich. Es trug sich zu, daß die Hochzeit des ältesten Königssohnes sollte gefeiert werden, da ging die arme Frau hinauf, stellte sich vor die Saaltüre und wollte zusehen. Als nun die Lichter angezündet waren, und immer einer schöner als der andere hereintrat, und alles voll Pracht und Herrlichkeit war, da dachte sie mit betrübtem Herzen an ihr Schicksal und verwünschte ihren Stolz und Übermut, der sie erniedrigt und in so große Armut gestürzt hatte. Von den köstlichen Speisen, die da ein-

und ausgetragen wurden, und von welchen der Geruch zu ihr aufstieg, warfen ihr Diener manchmal ein paar Brocken zu, die tat sie in ihr Töpfchen und wollte es heimtragen. Auf einmal trat der Königssohn herein, war in Samt und Seide gekleidet und hatte goldene Ketten um den Hals. Und als er die schöne Frau in der Türe stehen sah, ergriff er sie bei der Hand und wollte mit ihr tanzen, aber sie weigerte sich und erschrak, denn sie sah, daß es der König Drosselbart war, der um sie gefreit und den sie mit Spott abgewiesen hatte. Ihr Sträuben half nichts, er zog sie in den Saal: da zerriß das Band, an welchem die Taschen hingen, und die Töpfe fielen heraus, daß die Suppe floß und die Brocken umhersprangen. Und wie das die Leute sahen, entstand ein allgemeines Gelächter und Spotten, und sie war so beschämt, daß sie sich lieber tausend Klafter unter die Erde gewünscht hätte. Sie sprang zur Türe hinaus und wollte entfliehen, aber auf der Treppe holte sie ein Mann ein und brachte sie zurück: und wie sie ihn ansah, war es wieder der König Drosselbart. Er sprach ihr freundlich zu:»Fürchte dich nicht, ich und der Spielmann, der mit dir in dem elenden Häuschen gewohnt hat, sind eins: dir zuliebe habe ich mich so verstellt, und der Husar, der dir die Töpfe entzweigeritten hat, bin ich auch gewesen. Das alles ist geschehen, um deinen stolzen Sinn zu beugen und dich für deinen Hochmut zu strafen, womit du mich verspottet hast.« Da weinte sie bitterlich und sagte:»Ich habe großes Unrecht gehabt und bin nicht wert, deine Frau zu sein.« Er aber sprach:»Tröste dich, die bösen Tage sind vorüber, jetzt wollen wir unsere Hochzeit feiern.« Da kamen die Kammerfrauen und taten ihr die prächtigsten Kleider an, und ihr Vater kam und der ganze Hof, und wünschten ihr Glück zu ihrer Vermählung mit dem König Drosselbart, und die rechte Freude fing jetzt erst an. Ich wollte, du und ich, wir wären auch dabei gewesen.«

*

In diesem Märchen der Brüder Grimm geht es um eine über-schießende Reaktion auf die Blockierung des Kehlchakras. Die Königstochter ist überhaupt nicht authentisch. Der Stress, einen passenden Gemahl wählen zu müssen, hat ihre Sichtweise stark verzerrt. Als überschießende Reaktion wird sie allen Kandidaten gegenüber zu einer ungnädigen Spötterin. Jeder Anwärter bekommt einen Spitznamen: Der eine ist zu blass, der ›Bleiche Tod‹ und der nächste hat ein so ausgeprägtes Kinn wie der Schnabel einer Drossel – König Drosselbart soll der heißen!

Da wird es dem Vater zu bunt. Wütend beschließt er, seine Tochter mit dem nächstbesten Bettler, der zum Schloss kommt, zu vermählen. Und so geschieht es.

In dieser harten Schule als Bettlersfrau wird die Prinzessin authentisch. Dabei entdeckt sie ihre Liebe zu dem Bewerber mit dem stark ausgeprägten Kinn ...

»Ach, ich arme Jungfer zart –
Hätt' ich doch genommen den König Drosselbart!«
Ruft sie des Öfteren aus.

Als ihr der König Drosselbart dann bei einem Fest in seinem Schloss eröffnet, er habe sich nur als Bettler verkleidet und sei schon ihr Gemahl, ist sie überglücklich. Zur großen Freude wird nun ein wirkliches Hochzeitsfest gefeiert!

7 Drittes Auge – Intuition
Der Himmel – Blau – Violett

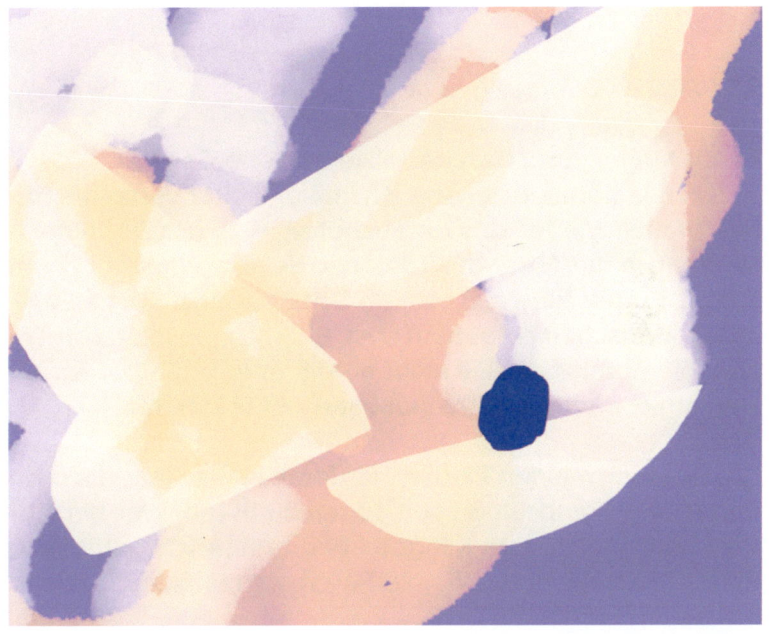

Die zugehörige Farbe ist Indigoblau bis Violett. Zugehöriges ›Element‹ ist der Geist. Themen dieses Chakras sind Intuition, innere Führung, göttliche Inspiration, Präsenz, Klarheit, Hellsicht, Visualisierung und Telepathie. Es bildet sich beim jungen Erwachsenen voll aus.

Blockaden können durch Überlastung, Verlustängste sowie Überbetonung des Verstandes und Bedeutungslosigkeit entstehen.

Direkt auf das Chakra bezogen, erleben wir beim oberflächlichen Sehen die Annahme der Getrenntheit von:

Subjekt = Ich und Objekt = das gesehene Bild.

Hier prägt sich die Hauptblockierung aus:

Blockierung durch Annahme der Getrenntheit

7.1 Eigene Erfahrungen

Erfahrung mit dem Märchen »Die goldene Gans«
Hören ja hören, das habe ich immer weiter vertiefen dürfen. Immer wieder das heraushören, was ist. Tief hineintauchen, in das Meer der Töne und Schwingungen ... Deep Blue ... Purple Blue ... Es ist ein Schwingungsfeld, das zwischen Menschen aufgebaut wird. Eine Komposition von Tönen, die normalerweise nicht hörbar aber erfahrbar ist, als Harmonie, energetisches Aufladen, als Telepathie.

Wie finde ich meinen Partner? Ich lerne erst einmal, auf mich und meine Komposition von Tönen zu hören. Wer bin ich? Wer bringt mich zum Klingen? Wie bringe ich potentielle Partner zum Klingen? Wie bleibe ich authentisch?

Mich führte meine Suche nach Einklang zur Findhorn Community.
Vor der Fahrt nach Findhorn tauchte ich tagträumerisch in das Märchen ‚Die goldene Gans‹ der Brüder Grimm ein. Ich fühlte mich wie die ernste isolierte Prinzessin ... sehnte mich nach einem erlösenden Partner ...

Findhorn ist ein besonderer Ort. Ein Ort, an dem sich hochsensible Menschen zusammengefunden haben. Und sie machen das Schwingungsfeld, in dem sie leben, sich erfahren, hörbar, ja erlebbar. Die Findhorntänze sind eine Möglichkeit, sich einzutunen, wie auch Meditation natürlich ... Vor allen Zusammenkünften wird ein Ritual des Einstimmens durchgeführt. Dies führt zu einer tieferen Kommunikation über Resonanz. Bekannt wurde die Findhorn Community durch ihre Findhorn-Wunder. Gärten, deren Pflanzen außergewöhnlich groß wurden. Gärten, deren Wildkräuter nur an bestimmten Plätzen wuchsen, die nicht gezupft werden mussten ...

Dort kam ich mit mir selbst in Kontakt – mit meiner inneren Stimme.
Hier traf ich meinen Partner, meinen jetzigen Ehemann, mit dem ich in Einklang lebe ...

7.2 Märchen zum dritten Auge

Die Märchen zum dritten Auge haben als Thema: ›Der Weg zur Selbstlosigkeit‹.

Die goldene Gans Märchentext:

»Es war ein Mann, der hatte drei Söhne, davon hieß der jüngste der Dummling und wurde verachtet und verspottet und bei jeder Gelegenheit zurückgesetzt. Es geschah, daß der älteste in den Wald gehen wollte, Holz hauen, und eh' er ging, gab ihm noch seine Mutter einen schönen feinen Eierkuchen und eine Flasche Wein mit, damit er nicht Hunger und Durst litte. Als er in den Wald kam, begegnete ihm ein altes, graues Männlein, das bot ihm einen guten Tag und sprach: »Gib mir doch ein Stück Kuchen aus deiner Tasche und laß mich einen Schluck von deinem Wein trinken! Ich bin so hungrig und durstig.« Der kluge Sohn aber antwortete: »Geb ich dir meinen Kuchen und meinen Wein, so hab ich selber nichts, pack dich deiner Wege!« ließ das Männlein stehen und ging fort. Als er nun anfing, einen Baum zu behauen, dauerte es nicht lange, so hieb er fehl, und die Axt fuhr ihm in den Arm, daß er mußte heimgehen und sich verbinden lassen. Das war aber von dem grauen Männchen gekommen.

*Darauf ging der zweite Sohn in den Wald, und die Mutter gab ihm,
wie dem ältesten, einen Eierkuchen und eine Flasche Wein. Dem begegnete gleichfalls das alte, graue Männchen und hielt um ein Stückchen
Kuchen und einen Trunk Wein an. Aber der zweite Sohn sprach auch
ganz verständig: »Was ich dir gebe, das geht mir selber ab, pack dich
deiner Wege!« ließ das Männlein stehen und ging fort. Die Strafe blieb
nicht aus, als er ein paar Hiebe am Baum getan, hieb er sich ins Bein,
daß er mußte nach Haus getragen werden.*

*Da sagte der Dummling: »Vater, laß mich einmal hinausgehen und
Holz hauen!« Antwortete der Vater: »Deine Brüder haben sich Schaden
dabei getan, laß dich davon, du verstehst nichts davon.« Der Dummling
aber bat so lange, bis er endlich sagte: »Geh nur hin, durch Schaden
wirst du klug werden.« Die Mutter gab ihm einen Kuchen, der war mit
Wasser in der Asche gebacken, und dazu eine Flasche saures Bier. Als er
in den Wald kam, begegnete ihm gleichfalls das alte, graue Männchen,
grüßte ihn und sprach: »Gib mir ein Stück von deinem Kuchen und
einen Trunk aus deiner Flasche, ich bin so hungrig und durstig.« Antwortet der Dummling: » Ich habe nur Aschenkuchen und saures Bier,
wenn dir das recht ist, so wollen wir uns setzen und essen.« Da setzten
sie sich, und als der Dummling seinen Aschenkuchen herausholte, so
war's ein feiner Eierkuchen, und das saure Bier war ein guter Wein.
Nun aßen und tranken sie, und danach sprach das Männlein: »Weil
du ein gutes Herz hast und von dem deinigen gerne mitteilst, so will ich
dir Glück bescheren. Dort steht ein alter Baum, den hau ab, so wirst du
in den Wurzeln etwas finden.« Darauf nahm das Männlein Abschied.*

*Der Dummling ging hin und hieb den Baum um, und wie er fiel, saß
in den Wurzeln eine Gans, die hatte Federn von reinem Gold. Er hob
sie heraus, nahm sie mit sich und ging in ein Wirtshaus, da wollte er
übernachten. Der Wirt hatte aber drei Töchter, die sahen die Gans,
waren neugierig, was das für ein wunderlicher Vogel wäre, und hätten
gar gern eine von seinen goldenen Federn gehabt. Die älteste dachte:
Es wird sich schon eine Gelegenheit finden, wo ich mir eine Feder aus-
ziehen kann. Und als der Dummling einmal hinaus gegangen war,
faßte sie die Gans beim Flügel aber Finger und Hand blieben ihr daran*

fest hängen. Bald hernach kam die zweite und hatte keinen andern Gedanken, als sich eine goldene Feder zu holen, kaum aber hatte sie ihre Schwester angerührt, so blieb sie fest hängen. Endlich kam auch die dritte in der gleichen Absicht. Da schrien die andern: »Bleib weg, um Himmels Willen bleib weg!« Aber sie begriff nicht, warum sie wegbleiben sollte, dachte: Sind die dabei so kann ich auch dabeisein und sprang hinzu, und wie sie ihre Schwester angerührt hatte, so blieb sie an ihr hängen. So mußten sie die Nacht bei der Ganz zubringen.

Am anderen Morgen nahm der Dummling die Gans in den Arm ging fort und kümmerte sich nicht um die drei Mädchen, die daran hingen. Sie mußten immer hinter im dreinlaufen, links und rechts, wie's ihm in die Beine kam. Mitten auf dem Felde begegnete ihnen der Pfarrer, und als er den Aufzug sah, sprach er: »Schämt euch, ihr garstigen Mädchen, was lauft ihr dem jungen Bursch durchs Feld nach, schickt sich das?« Damit faßte er die jüngste an der Hand und wollte sie zurückziehen, wie er sie aber anrührte, blieb er gleichfalls hängen und mußte selber hinterdreinlaufen. Nicht lange, so kam der Küster daher und sah den Herrn Pfarrer, der drei Mädchen auf dem Fuß folgte. Da verwunderte er sich und rief: »Ei, Herr Pfarrer, wohinaus so geschwind? vergeßt nicht, daß wir heute noch eine Kindtaufe haben.« Lief auf ihn zu und faßte ihn am Ärmel, blieb aber auch fest hängen. Wie die fünf so hintereinander hertrabten, kamen zwei Bauern mit ihren Hacken vom Felde. Da rief der Pfarrer sie an und bat, sie möchten ihn und den Küster losmachen. Kaum aber hatten sie den Küster angerührt, so blieben sie hängen, und waren ihrer nun siebene, die dem Dummling mit der Gans nachliefen.

Er kam darauf in eine Stadt; da herrschte ein König, der hatte eine Tochter, die war so ernsthaft, daß sie niemand zum Lachen bringen konnte. Darum hatte er ein Gesetz gegeben, wer sie könnte zum Lachen bringen, der sollte sie heiraten. Der Dummling, als er das hörte, ging mit seiner Gans und ihrem Anhang vor die Königstochter, und als diese die sieben Menschen immer hintereinander herlaufen sah, fing sie überlaut an zu lachen und wollte gar nicht wieder aufhören.

Da verlangte sie der Dummling zur Braut, aber dem König gefiel der Schwiegersohn nicht, er machte allerlei Einwendungen und sagte, er müßte ihm erst einen Mann bringen, der einen Keller voll Wein austrinken könne. Der Dummling dachte an das graue Männchen, das könnte ihm wohl helfen, ging hinaus in den Wald, und auf der Stelle, wo er den Baum abgehauen hatte, sah er einen Mann sitzen, der machte ein ganz betrübtes Gesicht. Der Dummling fragte, was er sich so sehr zu Herzen nähme. Da antwortete er: »Ich habe so großen Durst und kann ihn nicht löschen, das kalte Wasser vertrage ich nicht, ein Faß Wein habe ich zwar ausgeleert, aber was ist ein Tropfen auf einen heißen Stein?« — »Da kann ich dir helfen,« sagte der Dummling, »komm nur mit mir, du sollst satt haben!« Er führte ihn darauf in des Königs Keller, und der Mann machte sich über die großen Fässer, trank und trank, daß ihm die Hüften weh taten, und ehe ein Tag herum war, hatte er den ganzen Keller ausgetrunken.

Der Dummling verlangte abermals seine Braut, der König aber ärgerte sich, daß ein schlechter Bursch, den jedermann einen Dummling nannte, seine Tochter davontragen sollte, und machte neue Bedingungen: Er müßte erst einen Mann schaffen, der einen Berg voll Brot aufessen könnte. Der Dummling besann sich nicht lange, sondern ging gleich hinaus in den Wald. Da saß auf demselben Platz ein Mann, der schnürte sich den Leib mit einem Riemen zusammen, machte ein grämliches Gesicht und sagte: »Ich habe einen ganzen Backofen voll Raspelbrot gegessen, aber was hilft das, wenn man so großen Hunger hat wie ich. Mein Magen bleibt leer, und ich muß ihn zuschnüren, wenn ich nicht Hungers sterben soll.« Der Dummling war froh darüber und sprach: »Mach dich auf und geh mit mir, du sollst dich satt essen!« Er führte ihn an den Hof des Königs, der hatte alles Mehl aus dem ganzen Reich zusammenfahren und einen ungeheuren Berg davon bauen lassen; der Mann aber aus dem Walde stellte sich davor, fing an zu essen, und in einem Tag war der ganze Berg verschwunden. Der Dummling forderte zum drittenmal seine Braut. Der König aber suchte noch einmal Ausflucht und verlangte ein Schiff, das zu Land und zu Wasser fahren könnt. »Sowie du aber damit angesegelt kommst,« sagte er, »sollst du gleich meine Tochter zur Gemahlin haben.« Der Dummling ging

geraden Weges in den Wald, da saß das alte, graue Männchen, dem er
seinen Kuchen gegeben hatte, und sagte: »Ich habe für dich getrunken
und gegessen, ich will dir auch das Schiff geben; das alles tu ich, weil
du barmherzig gegen mich gewesen bist« Da gab er ihm das Schiff, das
zu Land und zu Wasser fuhr, und als der König das sah, konnte er ihm
seine Tochter nicht länger vorenthalten.

Die Hochzeit ward gefeiert; nach des Königs Tod erbte der Dummling
das Reich und lebte lange Zeit vergnügt mit seiner Gemahlin.«

*

Dieses Märchen handelt von drei Brüdern. Die älteren leben
›ichbezogen‹ und wollen nicht teilen. Dadurch nehmen sie
Schaden bei ihrem Gang in den Wald zum Holzhacken ...
Der dritte aber, der Dummling, wird für sein Teilen von dem
Männlein mit einer goldenen Gans belohnt. Er findet sie in
den Baumwurzeln beim Holzhacken.

Alle, die dieser Gans aus Gier zu nahekommen, bleiben an
ihr kleben. Sie werden in den Bann des Jünglings gezogen,
müssen ihm folgen. Diese Prozession ist ein außerordentli-
ches Schauspiel, das alle Isolation überwindet. Die Gierigen
laufen mit, andere bleiben staunend stehen ...

Und zum guten Schluss überwindet die schwermütige Prinzessin durch
    ein lautes Gelächter ihre Sicht des Getrenntseins!

Rapunzel Märchentext:

Es war einmal ein Mann und eine Frau, die wünschten sich schon lange
vergeblich ein Kind, endlich machte sich die Frau Hoffnung, der liebe
Gott werde ihren Wunsch erfüllen. Die Leute hatten in ihrem Hinter-
haus ein kleines Fenster, daraus konnte man in einen prächtigen Garten

sehen, der voll der schönsten Blumen und Kräuter stand; er war aber von einer hohen Mauer umgeben, und niemand wagte hineinzugehen, weil er einer Zauberin gehörte, die große Macht hatte und von aller Welt gefürchtet ward. Eines Tages stand die Frau an diesem Fenster und sah in den Garten hinab, da erblickte sie ein Beet, das mit den schönsten Rapunzeln bepflanzt war; und sie sahen so frisch und grün aus, dass sie lüstern ward und das größte Verlangen empfand, von den Rapunzeln zu essen. Das Verlangen nahm jeden Tag zu, und da sie wusste, dass sie keine davon bekommen konnte, so fiel sie ganz ab, sah blass und elend aus. Da erschrak der Mann und fragte: »Was fehlt dir, liebe Frau?« *–* »Ach,« *antwortete sie,* »wenn ich keine Rapunzeln aus dem Garten hinter unserm Hause zu essen kriege, so sterbe ich.« *Der Mann, der sie lieb hatte, dachte:* »Eh du deine Frau sterben läßest, holst du ihr von den Rapunzeln, es mag kosten, was es will.« *In der Abenddämmerung stieg er also über die Mauer in den Garten der Zauberin, stach in aller Eile eine Handvoll Rapunzeln und brachte sie seiner Frau. Sie machte sich sogleich Salat daraus und aß sie in voller Begierde auf. Sie hatten ihr aber so gut, so gut geschmeckt, dass sie den andern Tag noch dreimal soviel Lust bekam. Sollte sie Ruhe haben, so musste der Mann noch einmal in den Garten steigen. Er machte sich also in der Abenddämmerung wieder hinab, als er aber die Mauer herabgeklettert war, erschrak er gewaltig, denn er sah die Zauberin vor sich stehen.* »Wie kannst du es wagen,« *sprach sie mit zornigem Blick,* »in meinen Garten zu steigen und wie ein Dieb mir meine Rapunzeln zu stehlen? Das soll dir schlecht bekommen.« *–* »Ach,« *antwortete er,* »lasst Gnade für Recht ergehen, ich habe mich nur aus Not dazu entschlossen: meine Frau hat Eure Rapunzeln aus dem Fenster erblickt, und empfindet ein so großes Gelüsten, dass sie sterben würde, wenn sie nicht davon zu essen bekäme.« *Da ließ die Zauberin in ihrem Zorne nach und sprach zu ihm:* »Verhält es sich so, wie du sagst, so will ich dir gestatten, Rapunzeln mitzunehmen, soviel du willst, allein ich mache eine Bedingung: Du musst mir das Kind geben, das deine Frau zur Welt bringen wird. Es soll ihm gut gehen, und ich will für es sorgen wie eine Mutter.« *Der Mann sagte in der Angst alles zu, und als die Frau in Wochen kam, so erschien sogleich die Zauberin, gab dem Kinde den Namen Rapunzel und nahm es mit sich fort.*

Rapunzel ward das schönste Kind unter der Sonne. Als es zwölf Jahre alt war, schloss es die Zauberin in einen Turm, der in einem Walde lag, und weder Treppe noch Türe hatte, nur ganz oben war ein kleines Fensterchen. Wenn die Zauberin hinein wollte, so stellte sie sich hin und rief:

»Rapunzel, Rapunzel,
Laß mir dein Haar herunter.«

Rapunzel hatte lange prächtige Haare, fein wie gesponnen Gold. Wenn sie nun die Stimme der Zauberin vernahm, so band sie ihre Zöpfe los, wickelte sie oben um einen Fensterhaken, und dann fielen die Haare zwanzig Ellen tief herunter, und die Zauberin, stieg daran hinauf.

Nach ein paar Jahren trug es sich zu, dass der Sohn des Königs durch den Wald ritt und an dem Turm vorüberkam. Da hörte er einen Gesang, der war so lieblich, dass er still hielt und horchte. Das war Rapunzel, die in ihrer Einsamkeit sich die Zeit vertrieb, ihre süße Stimme erschallen zu lassen. Der Königssohn wollte zu ihr hinaufsteigen und suchte nach einer Türe des Turms, aber es war keine zu finden. Er ritt heim, doch der Gesang hatte ihm so sehr das Herz gerührt, dass er jeden Tag hinaus in den Wald ging und zuhörte. Als er einmal so hinter einem Baum stand, sah er, dass eine Zauberin herankam, und hörte, wie sie hinaufrief:

»Rapunzel, Rapunzel,
Laß dein Haar herunter.«

Da ließ Rapunzel die Haarflechten herab, und die Zauberin stieg zu ihr hinauf. »Ist das die Leiter, auf welcher man hinaufkommt, so will ich auch einmal mein Glück versuchen.« Und den folgenden Tag, als es anfing dunkel zu werden, ging er zu dem Turme und rief:

»Rapunzel, Rapunzel,
Laß dein Haar herunter.«

Alsbald fielen die Haare herab, und der Königssohn stieg hinauf.

Anfangs erschrak Rapunzel gewaltig, als ein Mann zu ihr hereinkam, wie ihre Augen noch nie einen erblickt hatten, doch der Königssohn fing an ganz freundlich mit ihr zu reden und erzählte ihr, dass von ihrem Gesang sein Herz so sehr sei bewegt worden, dass es ihm keine Ruhe gelassen und er sie selbst habe sehen müssen. Da verlor Rapunzel

ihre Angst, und als er sie fragte, ob sie ihn zum Mann nehmen wollte,
und sie sah, dass er jung und schön war, so dachte sie: »Der wird mich
lieber haben als die alte Frau Gothel,« und sagte ja, und legte ihre
Hand in seine Hand. Sie sprach: »Ich will gerne mit dir gehen, aber ich
weiß nicht, wie ich herabkommen kann. Wenn du kommst, so bringe
jedesmal einen Strang Seide mit, daraus will ich eine Leiter flechten,
und wenn die fertig ist, so steige ich herunter und du nimmst mich
auf dein Pferd.« Sie verabredeten, dass er bis dahin alle Abend zu ihr
kommen sollte, denn bei Tag kam die Alte. Die Zauberin merkte auch
nichts davon, bis einmal Rapunzel anfing und zu ihr sagte: »Sag Sie
mir doch, Frau Gothel, wie kommt es nur, sie wird mir viel schwerer
heraufzuziehen als der junge Königssohn, der ist in einem Augenblick
bei mir.« – »Ach du gottloses Kind,« rief die Zauberin, »was muss ich
von dir hören, ich dachte, ich hätte dich von aller Welt geschieden, und
du hast mich doch betrogen!« In ihrem Zorne packte sie die schönen
Haare der Rapunzel, schlug sie ein paarmal um ihre linke Hand, griff
eine Schere mit der rechten, und ritsch, ratsch waren sie abgeschnitten,
und die schönen Flechten lagen auf der Erde. Und sie war so unbarm-
herzig, dass sie die arme Rapunzel in eine Wüstenei brachte, wo sie in
großem Jammer und Elend leben musste.

Denselben Tag aber, wo sie Rapunzel verstoßen hatte, machte abends
die Zauberin die abgeschnittenen Flechten oben am Fensterhaken fest,
und als der Königssohn kam und rief:
»Rapunzel, Rapunzel,
Laß dein Haar herunter.«
so ließ sie die Haare hinab. Der Königssohn stieg hinauf, aber er fand
oben nicht seine liebste Rapunzel, sondern die Zauberin, die ihn mit
bösen und giftigen Blicken ansah. »Aha,« rief sie höhnisch, »du willst
die Frau Liebste holen, aber der schöne Vogel sitzt nicht mehr im Nest
und singt nicht mehr, die Katze hat ihn geholt und wird dir auch noch
die Augen auskratzen. Für dich ist Rapunzel verloren, du wirst sie nie
wieder erblicken.« Der Königssohn geriet außer sich vor Schmerzen,
und in der Verzweiflung sprang er den Turm herab: das Leben brachte
er davon, aber die Dornen, in die er fiel, zerstachen ihm die Augen.
Da irrte er blind im Walde umher, aß nichts als Wurzeln und Beeren,

und tat nichts als jammern und weinen über den Verlust seiner liebsten Frau. So wanderte er einige Jahre im Elend umher und geriet endlich in die Wüstenei, wo Rapunzel mit den Zwillingen, die sie geboren hatte, einem Knaben und Mädchen, kümmerlich lebte. Er vernahm eine Stimme, und sie deuchte ihn so bekannt; da ging er darauf zu, und wie er herankam, erkannte ihn Rapunzel und fiel ihm um den Hals und weinte. Zwei von ihren Tränen aber benetzten seine Augen, da wurden sie wieder klar, und er konnte damit sehen wie sonst. Er führte sie in sein Reich, wo er mit Freude empfangen ward, und sie lebten noch lange glücklich und vergnügt.

*

Rapunzel wächst bei einer Zauberin auf, die sie völlig in Isolation festhält. Sie sitzt allein in einem Turm. Nur die Zauberin besucht sie und ruft vorher:

»Rapunzel, Rapunzel
Lass dein Haar herunter.«

An Rapunzels langen Haar klettert die Zauberin hinauf und herunter.
Ein Königssohn hört Rapunzels wunderbaren Gesang. Er belauscht die Zauberin und bittet nun auch Rapunzel, ihr Haar herunterzulassen. Rapunzel gewinnt den Königssohn lieb.

Die Zauberin erfährt jedoch ihr Geheimnis, schneidet ihr die Haare ab, und schickt Rapunzel in eine Wüstenei. Der Königssohn wird mit den Haaren nach oben gelockt und stürzt sich dann vor Schreck vom Turm. Dabei erblindet er, versinkt in völlige Isolation. Nach langer Zeit gerät er in die Wüstenei, wo Rapunzel mit ihren zwei Kindern lebt. Sie umarmt ihn und benetzt seine blinden Augen mit Tränen. Die Getrenntheit ist nun überwunden. Der Königssohn erkennt Rapunzel und die Zwillinge, die sie ihm inzwischen geboren hat. Nun können sie in Verbundenheit ihr Glück genießen.

8 Kronenchakra – Spiritualität – Das All – Ultraviolett

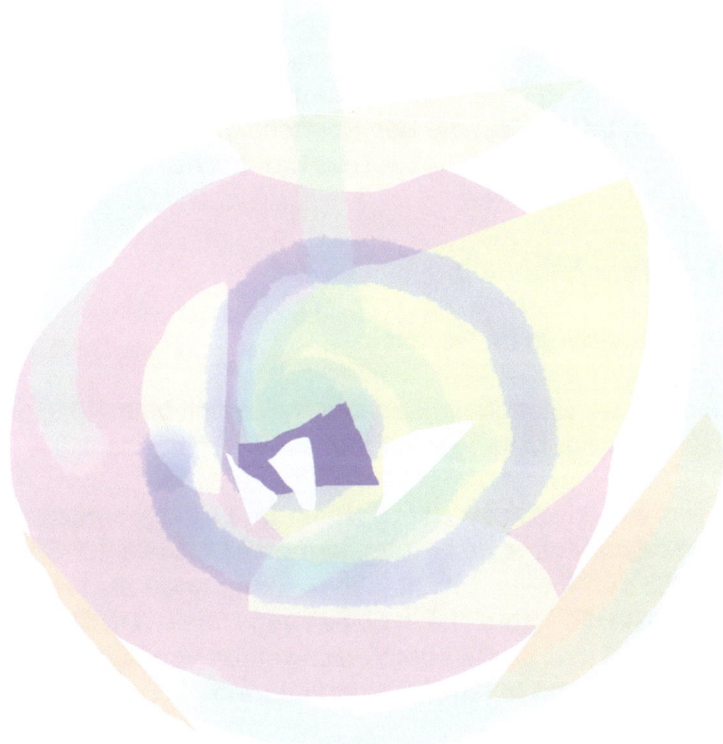

Thema des Kronenchakras sind Spiritualität sowie Einheitsbewusstsein als Öffnung zum Universum. Hier erleben wir universelle Liebe im Begreifen des Allumfassenden als vierte Dimension. Die zugehörige Farbe ist Weiß, transparent mit kleinen violetten Anteilen. Es gibt kein zugehöriges stoffliches Element. Diesem Chakra ist das Universum zugeordnet.

Es wird als Erleuchtungsbewusstsein bezeichnet, weil

hier der gesamte Energiekörper entwickelt und auch wahrgenommen wird. Ein aktives Kronenchakra führt zum Bewusstsein der Einheit des menschlichen mit dem Göttlichen. Wenn es frei von Störungen ist, öffnet sich das Gefühl für die göttliche Führung. Das zugeordnete Alter, in dem es sich ausbildet, ist das 26. bis 30. Lebensjahr.

Durch herbe Enttäuschungen und sehr schmerzliche Erlebnisse kann der Mensch den Kontakt zur inneren Führung verlieren. Erlebnisse, die das Basischakra blockieren oder erlösen, können sich direkt auf das Kronenchakra auswirken.

8.1 Eigene Erfahrung

Der Eichenbaum im Garten ...

Mein tiefstes Erleuchtungserlebnis erfuhr ich beim Koanstudium unter der Leitung von Prabhasa Dharma Roshi.

Im Rinsai-Zen werden dem Schüler im Einzelgespräch mit dem Meister Koans zur Lösung gegeben. Diese kurzen Sätze sind für den Intellekt nicht lösbar. Sie können als Kensho (Einsicht in die wahre Natur: Einheit von Objekt und Subjekt) oder Satori (der große Tod: Verschwinden von Subjekt und Objekt) erfahren und manifestiert werden.

Ein Koan ist ein Widerhaken. Der Satz, die Frage wird dir zur Meditation gegeben, für den Verstand unlösbar. Dieser Haken sitzt in dir fest, bis du ihn ausspuckst ...

»»Was ist der Sinn von Bodhidharmas Kommen aus dem Westen?‹ (*Was brachte Bodhidharma – der Urvater des Zen Buddhismus – von Indien nach China?*) ›Der Eichenbaum im Garten‹.« ›Der Eichenbaum im Garten?‹ Dieser Haken saß fest – tief – in mir.

Einige Haken – frühere Koans – waren spielerischer, einfacher lösbar gewesen, wie ›Wo ist dein wahres Selbst, wenn du den Vogel singen hörst?‹

Aber hier saß etwas tief in mir ... Während des Retreats ging ich in die Natur – hinein ins Waldgebiet. Dort setzte ich mich zur weiteren Meditation zu Füßen einer Eiche. Nach einer Weile durchfuhr mich ein lautes Brüllen und gleich darauf wie ein Echo kam ein weiteres Gebrüll. Was war das? Wo war das? Wer fragt? Tiefe Erschütterung.

Natürlich kann alles im linearen Bewusstsein erklärt werden: Während der Meditation hatten Wildschweine gebrüllt und mich durch und durch bis in die letzten Zellen erreicht!

Aber war es so? Wer brüllte? Da war kein ICH, kein DU ... Da war nur uuuuaaahh ... Und aus dem Brüllen – der tiefen Erschütterung – kam ein neuer Mensch hervor!

Oh, rief die Zenmeisterin Prabhasa Dharma Roshi mir zu, als wir uns wieder begegneten. »Ich sehe Bodhidharma, er kommt gerade aus dem Westen!«

Nutze den Tag

Nutze den Tag
So wie er ist

Ein Zögern
Ein Zaudern –
Oh !
Schon ist es vorbei!

Da!
Im Augenblick
Entsteht es neu
Nun springe hinein
Als freies Sein –
Tagaus, tagein!

8.2 Märchen zum Kronenchakra

Die Märchen der Brüder Grimm zum Kronenchakra haben als Thema ›Der Weg zur Transzendenz‹.

Die Sterntaler Märchentext:

Ein schönes Beispiel hierfür ist das Märchen Sterntaler.

Die Sterntaler

Es war einmal ein kleines Mädchen, dem war Vater und Mutter gestorben, und es war so arm, dass es kein Kämmerchen mehr hatte, darin zu wohnen, und kein Bettchen mehr hatte, darin zu schlafen, und endlich gar nichts mehr als die Kleider auf dem Leib und ein Stückchen Brot in der Hand, das ihm ein mitleidiges Herz geschenkt hatte. Es war aber gut und fromm. Und weil es so von aller Welt verlassen war, ging es im Vertrauen auf den lieben Gott hinaus ins Feld.

Da begegnete ihm ein armer Mann, der sprach:»Ach, gib mir etwas zu essen, ich bin so hungrig.« Es reichte ihm das ganze Stückchen Brot und sagte:»Gott segne dir's,« und ging weiter. Da kam ein Kind, das jammerte und sprach:»Es friert mich so an meinem Kopfe, schenk mir etwas, womit ich ihn bedecken kann.« Da tat es seine Mütze ab und gab sie ihm. Und als es noch eine Weile gegangen war, kam wieder ein Kind und hatte kein Leibchen an und fror: da gab es ihm seins; und noch weiter, da bat eins um ein Röcklein, das gab es auch von sich hin. Endlich gelangte es in einen Wald, und es war schon dunkel geworden, da kam noch eins und bat um ein Hemdlein, und das fromme Mädchen dachte:»Es ist dunkle Nacht, da sieht dich niemand, du kannst wohl dein Hemd weggeben,« und zog das Hemd ab und gab es auch noch hin.

Und wie es so stand und gar nichts mehr hatte, fielen auf einmal die Sterne vom Himmel, und waren lauter blanke Taler; und ob es gleich sein Hemdlein weggegeben, so hatte es ein neues an, und das war vom allerfeinsten Linnen. Da sammelte es sich die Taler hinein und war reich für sein Lebtag.

*

Sterntaler hat ein ähnliches Thema, wie unser Märchen für das Basischakra *Hänsel und Gretel*, nimmt jedoch einen ganz anderen Verlauf:

Das arme Mädchen geht auch in den Wald. Hauptthema ist jedoch nicht das existentielle Überleben, sondern das Mitgefühl, die kosmische Verbundenheit. Sie gibt weg, was sie hat: ihr Mützchen, ihr Leibchen, ihr Röckchen. Ein anderes Kind benötigt es jedes Mal dringend. Am Ende hat sie nicht einmal ein Hemdchen.

»Und wie es so stand und gar nichts mehr hatte, fielen auf einmal die Sterne vom Himmel und waren lauter blanke Taler; und ob es gleich sein Hemdlein weggegeben hatte, so hatte es ein neues an, und das war von allerfeinstem Linnen. Da sammelte es die Taler hinein und war reich für sein Lebtag.«

Es erlebt die Erleuchtung als Einheit von Himmel, Sternen und ihr selbst.

Aber um welches Leben geht es? Was für ein Hemdchen aus allerfeinstem Linnen? Ist es sein Totenhemdlein? Es wird von keiner Heimkehr berichtet – wie bei *Hänsel und Gretel* ...

Frau Holle Märchentext:

»Eine Witwe hatte zwei Töchter, davon war die eine schön und fleißig, die andere häßlich und faul. Sie hatte aber die häßliche und faule, weil sie ihre rechte Tochter war, viel lieber, und die andere mußte alle Arbeit tun und der Aschenputtel im Hause sein. Das arme Mädchen mußte sich täglich auf die große Straße bei einem Brunnen setzen und mußte so viel spinnen, daß ihm das Blut aus den Fingern sprang. Nun trug es sich zu, daß die Spule einmal ganz blutig war, da bückte es sich damit

in den Brunnen und wollte sie abwaschen; sie sprang ihm aber aus der Hand und fiel hinab. Es weinte, lief zur Stiefmutter und erzählte ihr das Unglück. Sie schalt es aber so heftig und war so unbarmherzig, daß sie sprach: »*Hast du die Spule hinunterfallen lassen, so hol sie auch wieder herauf.*« *Da ging das Mädchen zu dem Brunnen zurück und wußte nicht, was es anfangen sollte; und in seiner Herzensangst sprang es in den Brunnen hinein, um die Spule zu holen. Es verlor die Besinnung, und als es erwachte und wieder zu sich selber kam, war es auf einer schönen Wiese, wo die Sonne schien und vieltausend Blumen standen. Auf dieser Wiese ging es fort und kam zu einem Backofen, der war voller Brot; das Brot aber rief:* »*Ach, zieh mich raus, zieh mich raus, sonst verbrenn ich: ich bin schon längst ausgebacken.*« *Da trat es herzu und holte mit dem Brotschieber alles nacheinander heraus. Danach ging es weiter und kam zu einem Baum, der hing voll Äpfel, und rief ihm zu:* »*Ach, schüttel mich, schüttel mich, wir Äpfel sind alle miteinander reif.*« *Da schüttelte es den Baum, daß die Äpfel fielen, als regneten sie, und schüttelte, bis keiner mehr oben war; und als es alle in einen Haufen zusammengelegt hatte, ging es wieder weiter. Endlich kam es zu einem kleinen Haus, daraus guckte eine alte Frau, weil sie aber so große Zähne hatte, ward ihm angst, und es wollte fortlaufen. Die alte Frau aber rief ihm nach:* »*Was fürchtest du dich, liebes Kind? Bleib bei mir, wenn du alle Arbeit im Hause ordentlich tun willst, so soll dir's gut gehn. Du mußt nur achtgeben, daß du mein Bett gut machst und es fleißig aufschüttelst, daß die Federn fliegen, dann schneit es in der Welt; ich bin die Frau Holle.*« *Weil die Alte ihm so gut zusprach, so faßte sich das Mädchen ein Herz, willigte ein und begab sich in ihren Dienst. Es besorgte auch alles nach ihrer Zufriedenheit und schüttelte ihr das Bett immer gewaltig, auf daß die Federn wie Schneeflocken umherflogen; dafür hatte es auch ein gut Leben bei ihr, kein böses Wort und alle Tage Gesottenes und Gebratenes. Nun war es eine Zeitlang bei der Frau Holle, da ward es traurig und wußte anfangs selbst nicht, was ihm fehlte, endlich merkte es, daß es Heimweh war; ob es ihm hier gleich vieltausendmal besser ging als zu Haus, so hatte es doch ein Verlangen dahin. Endlich sagte es zu ihr:* »*Ich habe den Jammer nach Haus gekriegt, und wenn es mir auch noch so gut hier unten geht, so kann ich doch nicht länger bleiben, ich muß wieder hinauf zu den Meinigen.*«

Die Frau Holle sagte: »Es gefällt mir, daß du wieder nach Haus ver-
langst, und weil du mir so treu gedient hast, so will ich dich selbst wieder
hinaufbringen.« Sie nahm es darauf bei der Hand und führte es vor
ein großes Tor. Das Tor ward aufgetan, und wie das Mädchen gerade
darunter stand, fiel ein gewaltiger Goldregen, und alles Gold blieb an
ihm hängen, so daß es über und über davon bedeckt war. »Das sollst
du haben, weil du so fleißig gewesen bist,« sprach die Frau Holle und
gab ihm auch die Spule wieder, die ihm in den Brunnen gefallen war.
Darauf ward das Tor verschlossen, und das Mädchen befand sich oben
auf der Welt, nicht weit von seiner Mutter Haus; und als es in den Hof
kam, saß der Hahn auf dem Brunnen und rief:
»Kikeriki,
Unsere goldene Jungfrau ist wieder hie.«
Da ging es hinein zu seiner Mutter, und weil es so mit Gold bedeckt
ankam, ward es von ihr und der Schwester gut aufgenommen.

Das Mädchen erzählte alles, was ihm begegnet war, und als die Mut-
ter hörte, wie es zu dem großen Reichtum gekommen war, wollte sie der
andern, häßlichen und faulen Tochter gerne dasselbe Glück verschaffen.
Sie mußte sich an den Brunnen setzen und spinnen; und damit ihre
Spule blutig ward, stach sie sich in die Finger und stieß sich die Hand
in die Dornhecke. Dann warf sie die Spule in den Brunnen und sprang
selber hinein. Sie kam, wie die andere, auf die schöne Wiese und ging
auf demselben Pfade weiter. Als sie zu dem Backofen gelangte, schrie
das Brot wieder: »Ach, zieh mich raus, zieh mich raus, sonst verbrenn
ich, ich bin schon längst ausgebacken.« Die Faule aber antwortete: »Da
hätt ich Lust, mich schmutzig zu machen,« und ging fort. Bald kam
sie zu dem Apfelbaum, der rief: »Ach, schüttel mich, schüttel mich, wir
Äpfel sind alle miteinander reif.« Sie antwortete aber: »Du kommst mir
recht, es könnte mir einer auf den Kopf fallen,« und ging damit weiter.
Als sie vor der Frau Holle Haus kam, fürchtete sie sich nicht, weil sie
von ihren großen Zähnen schon gehört hatte, und verdingte sich gleich
zu ihr. Am ersten Tag tat sie sich Gewalt an, war fleißig und folgte
der Frau Holle, wenn sie ihr etwas sagte, denn sie dachte an das viele
Gold, das sie ihr schenken würde; am zweiten Tag aber fing sie schon
an zu faulenzen, am dritten noch mehr, da wollte sie morgens gar nicht
aufstehen. Sie machte auch der Frau Holle das Bett nicht, wie sich's

gebührte, und schüttelte es nicht, daß die Federn aufflogen. Das ward die Frau Holle bald müde und sagte ihr den Dienst auf. Die Faule war das wohl zufrieden und meinte, nun würde der Goldregen kommen; die Frau Holle führte sie auch zu dem Tor, als sie aber darunterstand, ward statt des Goldes ein großer Kessel voll Pech ausgeschüttet. »Das ist zur Belohnung deiner Dienste,« sagte die Frau Holle und schloß das Tor zu. Da kam die Faule heim, aber sie war ganz mit Pech bedeckt, und der Hahn auf dem Brunnen, als er sie sah, rief:

»Kikeriki,
Unsere schmutzige Jungfrau ist wieder hie.«
Das Pech aber blieb fest an ihr hängen und wollte, solange sie lebte, nicht abgehen.«

*

Bei Frau Holle erleben wir Marie, ein Mädchen, das von ihrer Stiefmutter abgelehnt wird. Die Stiefmutter ist Symbol für die Härten und Wirrnisse des Lebens. Marie soll am Brunnen spinnen und tut es mit großem Eifer, um der Stiefmutter zu genügen. Das Mädchen verspinnt sich in Tagträume, die sie verschnüren. Irgendwann muss sie die Spindel reinwaschen von all den versponnenen und enttäuschten Träumen. Sie hört auf zu träumen. Ihr Leben gleicht einem tiefen Brunnen der Verzweiflung, in den sie springt. Sie springt ohne zu wissen, wo sie aufkommen wird. Alle Konzepte sind gefallen. Sie lässt sich nur noch tragen. Das wirkliche Leben ist ein Leben aus dem Nichtwissen in der vollkommenen Gegenwart. Marie kommt in der Welt an, aus der sie gesprungen ist, nur, dass sie aus ihren Träumen erwacht ist. Sie lebt jeden Moment ohne warum und wieso: Das Brot holt sie aus dem Ofen, den Baum schüttelt sie und sammelt die Äpfel ein. Täglich müssen Betten von den Träumen des Schlafes wachgeschüttelt werden. Und dann tritt Marie aus der Vergangenheit in das Tor der Gegenwart. In dieser vollkommenen Gegenwart regnet es Gold.

Die Stiefschwester kann das nicht nachmachen: Ihr Sprung

hat Absicht. Sie kommt, um Gold zu gewinnen und übersieht die vollkommenen Augenblicke: Das gebackene Brot, die reifen Äpfel ... Sie schüttelt die Betten nicht ... Sie bleibt an Vorstellungen haften, was das Leben ihr bringen soll. So kann sie die Gegenwart im Tor nicht als Vollkommen erkennen und Pech rieselt herab.

Teil II – Praktische Übungen

1. *Übungen zum Wurzelchakra*

Mentale Übung:

Kleine Mutproben zur Überwindung von Ängsten
Um uns nicht von Angst und Furcht lähmen zu lassen, müssen auch wir sie kennen lernen und erlösen. Und da, wo die größte Urangst sitzt, das größte ›NEIN – bloß nicht!‹, sollten wir genau hinschauen. Ist da nur die reine Angst? Oder lauert da gleichzeitig Erregung, geheime Begeisterung? Wartet da ein Abenteuer – mein Abenteuer auf mich? Ist es das, was ich schon immer versuchen wollte? Aber das NEIN der Erwachsenen, die Angst vor Liebesentzug waren übermächtig? Für ein Kind ist es das Schlimmste, allein gelassen zu werden. Ohne die Geborgenheit der Eltern kann es nicht überleben. Wenn Kinder durch Liebesentzug erzogen werden, setzt sich das als Angst und Wut im Wurzelchakra fest.

Diese Angst, diese Wut gilt es umzuwandeln in befreiende Erlebnisse von Mut, von Freude. Es kann mit kleinen Mutproben anfangen, die zu Ihnen passen. Jede bestandene kleine Mutprobe führt weiter in die richtige Richtung!

Verabredung mit sich selbst
Eine Möglichkeit, sich kleine Mutproben zur Gewohnheit zu machen, sind regelmäßige Verabredungen mit sich selbst. Nehmen Sie sich alle zwei Wochen einen halben Tag frei, um etwas zu tun, was Sie noch nie getan haben, aber gern ausprobieren möchten. Damit Sie es dann auch tun, können Sie einen Freund mit ins Vertrauen ziehen. Ihm erzählen Sie von der Mutprobe und berichten hinterher ...

Körperliche Übung: Erdende Freie Tänze
Um Verspannungen im Wurzelchakra zu lösen, sind erdende freie Tänze – gern von afrikanischer oder mittelamerikanischer Trommel begleitet – zu empfehlen. Sie können einen einfachen Rhythmus haben mit einfachen Bewegungen, gern etwas stampfend. Bei Tänzen mit einer einfachen Melodie kann dazu gechantet werden. Durch die rhythmische schwere Bewegung, das Stampfen und Chanten kommt es zu einer befreienden Lösung im gesamten System. Das Hineingleiten in die Schwere des Rhythmus führt zum Loslassen auf körperlicher wie auch auf mentaler Ebene. Sie tanken energetisch auf.

Tönen auf U
Beim Tönen und Chanten wirkt U befreiend auf das Basischakra.

2. Übungen zum Sakralchakra

Atemübungen
Um Sexualität erfahren und genießen zu können, ist es wichtig, Verspannungen abzubauen. Spannungen in der Energie dieses Chakras wirken sich auf das gesamte System aus. Wenn Sie in Ihrem Leben wirklich alle Ihre Energie verfügbar haben wollen, ist es wichtig, dass Sie auch die Energie des Sakralchakras lösen.

Deshalb ist das Ziel der Atemübungen: »From Pressure to Pleasure«.

Durch tiefes Lösen und Vertiefen des Atems können Sie sich Ihre Sexualität bewusst machen. Legen Sie sich entspannt auf den Boden. Vertiefen Sie Ihre Atmung und lassen Sie sich in den Boden sinken. Da wo es unangenehm erscheint, verändern Sie Ihre Lage. Nun lenken Sie Ihren Atem in Ihre Sexualorgane. Gehen Sie spielerisch mit sich um. Alles, was sich einstellt, ist gut. Vielleicht mehr lebendig sein? Leichte Erregung? Achten Sie nicht darauf, wenn sich Stimmen der Scham und Schuld melden ... Sie sind nicht real. Sie gehören der Vergangenheit an. Durch Vertiefung oder Beschleunigung des Atems können Sie Ihre Erregung steigern. Wichtig ist hier, immer bei dem zu bleiben, was gerade ist. Spüren Sie sensibel in Ihren Körper. Unternehmen Sie keine Fantasiereisen. Das desensibilisiert und kann Schäden anrichten.

Tantramassage

Gerade im Bereich des Sakralchakras sind Übungen mit einem anderen Menschen viel intensiver. Eine schöne lösende Möglichkeit ist, eine Tantramassage zu buchen. Dies ist eine Ganzkörpermassage, die den Intimbereich mit einschließt. Wichtig ist, erst einmal ein Vorgespräch zu führen, damit ein Vertrauensverhältnis zu dem Masseur aufgebaut wird. Wer sich nicht von einem fremden Masseur im Intimbereich massieren lassen möchte, kann mit seinem Partner ein Tantraseminar buchen oder entsprechende Literatur lesen. Tantramassage erhöht auf jeden Fall den eigenen Zugang zur Sexualität. Auch ist sie eine sehr einfühlsame Möglichkeit zur Lösung von Blockaden.

Tönen auf o – geschlossenes o

Beim Chanten und Tönen wirkt das geschlossene o befreiend auf das Sakralchakra.

3. Übungen zum Solarplexus

Mentale Übung: Verbundenheit erkennen und in sich ruhen

Durch gezielte Meditation und mentale Betrachtungsübungen kann die Sicht der Verbundenheit erfahren werden, und Sie können sich zentrieren.

Die ›In sich ruhen‹-Meditation
Setzen Sie sich auf einen Stuhl, die Beine parallel und Füße mit gutem Bodenkontakt. Die Wirbelsäule ist gerade aufgerichtet, der Hinterkopf leicht nach oben, Kinn leicht eingezogen. Fühlen Sie sich so, als ob Sie wie eine Marionette am Hinterkopf nach oben gezogen werden. Die Hände legen Sie wie geöffnete Schalen aufeinander: die linke Hand auf die rechte. Die Daumen bilden eine Brücke und berühren sich zwei Zentimeter oberhalb des Nabels − vor dem Solarplexus.

Bleiben Sie so ca. 15 Minuten sitzen und vertiefen Sie Ihren Atem. Spüren Sie, wie der gesamte Unterbauch beim Einatmen gefüllt wird, und beim Ausatmen zusammengeht. Werden Sie immer mehr zum Beobachter. Lassen Sie ES atmen.

ES ATMET MICH

Übung mit der Hand
Setzen Sie sich entspannt hin und legen Sie Ihre aktive Hand auf den Schoß. Diese Hand sieht getrennt aus.

Was benötigt sie, um ihre Funktion auszuüben? Den Kontakt zum Körper, Nahrung … was steht alles für Nahrung? Die Menschen um uns mit ihren Verrichtungen und die Tiere und Pflanzen … das Wasser, die Luft zum Atmen, die Sonnenenergie … der gesamte Kosmos: die Erde, der Mond, die Gezeiten …

Jetzt bewegen Sie die Hand. Woher kommt der Impuls, die Hand zu bewegen? Versuchen Sie ihn in sich zu finden.

Tönen auf O − offenes O
Bei Chanten und Tönen aktiviert das offene O den Solarplexus.

4. Übungen zum Herzchakra

Mentale Übung: Kränkungen loslassen
Denken Sie einmal an eine Situation zurück, in der Sie sich sehr verletzt fühlten. Wie entsetzlich eng fühlt es sich im Brustkorb an. Und nun stellen Sie sich vor, Sie können dieser Person vergeben. Stellen Sie sich die Person als Kind vor. Sie hat Sie verletzt, aber ist in sich ein kleiner Buddha – völlig rein. Fühlen Sie sich mit dieser Person in Liebe verbunden ... Und merken Sie, wie gut es Ihnen tut? Es ist Ihre wahre Natur, alle zu lieben! So waren Sie als kleines Kind. Sie waren mit Allem in Liebe verbunden! Bleiben Sie in diesem wunderbaren Zustand! Er tut so gut! Nichts ist es wert, Sie durch Verletzung und Trauer zu isolieren.

Die Mystikerin Theresa von Avilla sagte: ›Maßlosigkeit ist das Maß der Liebe‹. Wir können nie zu viel lieben. Unsere Liebe und Heilkraft sind stärker als jeder Schicksalsschlag, stärker als jede Kränkung.

Körperliche Übung: Körperliche Verspannung loslassen bei Wohlfühl-Yoga der Sage University

Übung allein
Sie legen sich hin – auf den Boden oder auf eine möglichst breite Unterlage. Legen Sie sich so hin, dass Sie sich wohl fühlen. Und nun gehen Sie weiter in die Entspannung. Lassen Sie sich durch kleine Bewegungen von Ihrem Körper leiten. Geben Sie immer weiter nach. Gehen Sie nur in die Entspannung. Lassen Sie sich durch ständiges Lösen und damit verbundenen Gewichtsverlagerungen in eine ständig leichte und fließende Bewegung kommen. Machen Sie keine Dehnübungen zwischendurch! Es soll Ihnen immer besser gehen. Lassen Sie sich vom Genuss leiten!

Bauen Sie diese Übung in Ihren Tagesablauf ein. Morgens vorm Aufstehen bleiben Sie noch etwas liegen und gehen in den Genuss! Sie müssen nicht immer pünktlich funktionieren, diese Viertelstunde Wohlfühl-Yoga sind Sie sich schuldig!

Übung als Partnerübung

Als Partnerübung haben Sie noch mehr Möglichkeiten, sich gegenseitig zu überraschen. Hierbei ist der eine Empfänger und der andere spielt einfühlsam und intuitiv mit ihm. Wichtig bei der Übung ist, dass es sowohl Geber wie Empfänger Spaß machen muss. Machen Sie keine therapeutische Anwendung daraus. Die Gefahr besteht, dass sich der Geber verspannt, und diese Verspannung weitergibt. Folgen Sie immer dem spielerischen Spaßfaktor!

Beispiel: Die Übung mit dem schweren Arm
Die liegende Person geht in Entspannung und der Partner hebt vorsichtig den Arm an, bewegt ihn und spürt Widerstände auf. Ein leichtes Loslassen des Arms zeigt, wie weit der Liegende wirklich übergeben hat. Hält er den Arm allein in der Luft?
Diese spielerischen Übungen führen immer weiter in die Entspannung.

Tönen auf A
Tönen und Chanten auf A löst den Energiefluss des Herzchakras.

5. Übungen zum Kehlchakra

Übungen zum Abbau von Spannung

Tönend Seufzen und lauthals Gähnen
Seufzen Sie tief. Gehen Sie immer tiefer hinein in das Seufzen und begleiten es stimmlich. Fühlen Sie, wie die Nackenmuskulatur nachgibt. Ja, seufzen Sie Ihren Nacken frei.

Dann gehen Sie zum Gähnen über. Gähnen Sie mit viel Ausdruck und lautstark. Vertiefen Sie Ihr Gähnen immer weiter, gähnen Sie ausgiebig aus sich heraus. Ja, gähnen Sie, bis Sie nicht mehr können ...

Übungen zum Aufbau von Selbstausdruck

Gewöhnen Sie sich an, einfach so zu tönen. Finden Sie einen Ton, der gerade gut passt und bleiben erstmal dabei. Wenn es zum nächsten Ton weiterschwappen will, lassen Sie es zu. So kreieren Sie Tonfolgen, die für Sie richtig und authentisch sind.

Natürlich ist alles weitere Singen und Tönen, das sich einstellen mag, auch willkommen.

Wichtig ist, Stress zu meiden und immer wieder spielerisch mit der Stimme umzugehen. Üben Sie sich stimmlich und hören Sie auf sich ... Spielerisch innehalten und sich stimmlich ausprobieren führt zu mehr Klarheit und Wahrheit in der Resonanz. Und wichtig ist immer wieder der Spaßfaktor.
Ob Sie unter der Dusche singen, beim Karaoke oder in einem Chor, ist Frage Ihres Geschmacks. Wichtig bleibt, dass es Spaß macht und Sie sich dabei authentisch fühlen.

Tönen auf E
Das Tönen und Chanten auf E löst den Energiefluss des Kehlchakras.

6. *Übungen zum dritten Auge*

Das Sehen mit dem dritten Auge
Ich habe beim Dritten Auge über fühlen und Eintauchen in eine andere Dimension geschrieben. Dabei sollte man doch annehmen, es ginge um eine Form des Sehens. Das dritte

Auge hat seinen Sitz mittig, leicht oberhalb unserer Augen. Es ist oberhalb der Nasenwurzel. Bei seiner Wahrnehmung geht es um ein Gewahrsein. Es ist ein Hinspüren in einen telepathischen Raum.

Hier einige Beispiele: Es kann sich eine Art ›siebter Sinn‹ bemerkbar machen. So drehen wir uns um, weil wir fühlen, dass uns jemand anguckt. Oder wir gehen auf die Bremse, bevor wir sehen, dass uns ein schnelles Auto bei der Kurve entgegenkommt.

Es gibt verschiedene Übungen, um dieses ›Sehen‹ zu sensibilisieren.

Üben Sie sich darin, sich in andere Menschen hineinzuversetzen und sie zu verstehen. Das sollte immer intuitiver geschehen. Verlassen Sie einfach spontan Ihre Position und fühlen sich in den anderen hinein.

1. Lernen Sie Neues an sich und anderen lieben, und seien Sie neugierig darauf, es zu entdecken.
2. Legen Sie ein Blatt Papier und Buntstifte auf Ihren Nachttisch. Schreiben Sie Ihre Träume auf. Wenn es sich ergibt, machen Sie eine Skizze dazu.
3. Praktizieren Sie Visualisieren. Wenn Sie sich etwas wünschen, stellen Sie es sich ganz bildhaft vor. Wenn es Ihnen entspricht, können Sie auch eine Collage zu Ihren Wünschen erstellen.
4. Üben Sie sich darin, bei Entscheidungen auf Ihre Intuition zu hören. Intuition ist das Flüstern der Seele. Jeder Mensch hat diese Intuition. Sie kann gestärkt werden, wenn Sie vor Entscheidungen innehalten und einfach auf Ihren Atem lauschen. Das Objekt der Entscheidung betrachten Sie nur sanft mit weichem Blick. Oft poppt irgendetwas auf, ein neuer Aspekt, eine neue Idee. Und das führt weiter, dorthin, wo ihr Verstand nicht hinkommt ... Je häufiger Sie sich in diesem Lauschen üben, desto deutlicher wird die Intuition.

Wenn Sie sich mit dem dritten Auge beschäftigen, werden Sie Erfahrungen machen, die Sie noch nicht so gekannt haben. Es gehört auch dazu, von liebgewonnenen Gewohnheiten Abschied zu nehmen. Es gilt, Dinge und Menschen loszulassen, an denen Sie festhalten. Denn alles, an dem ich festhalte, hält mich fest.

Ein offener freier Geist, der bereit ist, Altes loszulassen sowie sich auf Neues einzulassen, ist wichtig für die Entwicklung des dritten Auges. Wenn Sie dazu nicht bereit sind, wird die Intuition nicht echt sein können.

Beispiel: **Das Einstimmen in der Findhorn Community**

Vor jeder Zusammenkunft findet in Findhorn ein ›Tuning-In‹ statt. Die Teilnehmenden sitzen oder stehen im Kreis und geben sich die Hände. Die linke ist die gebende Hand, ruht mit Handfläche nach unten in der des Nachbarn, die rechte ist die empfangende Hand, liegt unten zum Nachbarn geöffnet. Die Schultern werden losgelassen, der Blick leicht gesenkt. So lasse ich, was da kommen und gehen will, durch mich hindurchfließen. Eine solche Einstimmung dauert fünf bis zehn Minuten.

Tönen auf I
Das Tönen und Chanten auf I löst den Energiefluss des dritten Auges.

7. *Übungen zum Kronenchakra*

Stille Übung
Schauen Sie bewusst etwas an und schauen Sie nur, ohne es zu benennen oder zu kommentieren, einfach nur schauen. Oder lauschen Sie auf Geräusche ohne sie zu benennen, einfach nur lauschen. Schauen oder lauschen heißt, die Ob-

jekte nicht zu unterscheiden. Der Gedankenfluss beruhigt sich ...

Achtsamkeitsübung

Nehmen Sie eine Tätigkeit, die Sie täglich oft ausführen, und legen Sie alle Achtsamkeit in sie. Erweitern Sie dieses Bewusstsein auf immer mehr Tätigkeiten. Verlangsamen Sie den Ablauf und nehmen diesen ganz bewusst wahr. Wenn Sie etwas trainiert sind, können Sie ihn etwas beschleunigen. Beobachten Sie, wie die Energie von einer Tätigkeit zur nächsten fließt. Sie sind im Fluss der Gegenwart, solange Sie einfach alles geschehen lassen ...

Eine gute Achtsamkeitsübung ist die Gehmeditation. Ihre Hände liegen übereinander mit den Handinnenflächen zum Körper auf Höhe des Bauchnabels. Langsam nehmen Sie den ersten Schritt. Dabei beobachten Sie, wie Sie den vorderen Fuß aufsetzen und das Gewicht verlagern. Wenn das Gewicht beim vorderen Fuß ist, lösen Sie langsam den hinteren Fuß. Bleiben Sie ganz bewusst dabei. Lassen Sie keine Pausen entstehen. Der Gedankenfluss beruhigt sich, und Sie sind immer präsenter.

Wenn man über einen längeren Zeitraum die Achtsamkeit täglich geübt hat, kann sie intensiviert werden zu einer Übung des innerlich völligen Loslassens im Wu Wei.

Wu Wei

Wu Wei ist die Kunst, einfach absichtslos gegenwärtig zu sein. Es ist das Loslassen von allen Meinungen, Gedanken, Konzepten. Der Kopf ist nicht mehr das Zentrum des befreiten Menschen. Das Bewusstsein taucht hinab in das Herz, in die innere Mitte. Dort wird fühlend betrachtet, was ist. Dies kann voller Mitgefühl und Anteilnahme geschehen. Allein durch das Betrachten verändert sich die Wirklichkeit. Deshalb ist Wu Wei das TUN durch absichtsloses Nichtstun.

Mit Nichtstun ist hier nicht faulenzen gemeint, sondern das Eintauchen in den natürlichen Fluss. Wenn eine Handlung entsteht, entspringt sie diesem Fluss. Sie ist nicht mehr eine Tätigkeit, die nach einem langen Entscheidungsprozess im Denken entspringt. Ganz spontan entsteht sie aus dem Fluss heraus. Wu Wei betrachtet den Lauf der Dinge, das Potential, das sich abzeichnet. Dort kann dann der mitfühlende Impuls zu handeln einsetzen. Es ist der Blick des Gärtners auf das, was ist und entstehen kann.

Tönen auf M

Das summende Tönen auf M aktiviert und öffnet das Kronenchakra.

Teil III – Ausblick des wilden Kindes

Wichtig für uns und andere ist, immer wieder dem inneren, wilden Kind zu begegnen, ihm Gehör zu verschaffen – allein und im Zusammenspiel mit anderen. Das wilde Kind ist unsere innere Kraftquelle. Wer mit ihr verbunden ist, wirkt anziehend auf andere. Hier wird Frische und Leben ausgestrahlt. Ja, das bleibt nicht unbemerkt!

In die eigene Mitte finden

Für Menschen, die für sich merken, dass sie zu schnell in die Bedürfnisse ihrer Mitmenschen eintauchen, ist das ständige in die eigene Mitte finden eine wichtige Grundübung. Um in der eigenen Mitte zu sein, sind täglich einige der schon bekannten Stille-Übungen hilfreich:

1. Morgens und abends mit Wohlfühl-Yoga relaxen (siehe Herzchakra).
2. Regelmäßig in Stille meditieren. Das kann als Sitzmeditation geschehen, wie beim Solarplexus beschrieben, aber auch als langsames Gehen wie zum Kronenchakra aufgeführt.
3. Achtsamkeit üben bei allen Dingen und immer wieder dorthin zurückfinden, die tägliche »Arbeit« achtsam tun.
4. Beim Atem bleiben und erst einmal tief durchatmen, bevor reagiert wird.

All das sind kleine Erinnerungen an unsere eigentliche Heimat. Und aus diesem Gefühl heraus, Heimat gefunden zu haben, können wir spielerisch in Verbindung treten.

Fehler zulassen
Für unseren Weg an der Hand des wilden Kindes bleibt es wichtig, dass wir bereit sind, uns ›unperfekt‹ zu erleben. Wir

sind in alte Muster zurückgefallen? Was soll's? Lachen wir doch über uns und unsere ›Fehler‹. Und dann gehen wir schnell zurück in die Leichtigkeit. Sogenannte Fehler und Rückfälle können uns immer wieder begegnen. Bei gelebter Achtsamkeit müssen wir dort nicht verharren.

Weg des Clowns
Es bleibt ein ständiges Spiel mit sich selbst, ein spannendes Spiel ... Mich erinnert der Weg an der Hand des wilden Kindes etwas an den Weg des Clowns. Mit Leichtigkeit stolpert der Narr durchs Leben und bringt sich und andere zum Lachen. Die Weisheit des Clowns erleben wir durch seine Wirkung auf uns. Wir fühlen uns erleichtert und in Liebe zu dieser Figur hingezogen. Dieser Mut zu Fehlern und Mut zum Humor ist ein wunderbarer Begleiter.

Lauthals Lachen
Gewöhnen Sie sich an, lauthals zu lachen. Wenn Sie nicht weiterwissen, und Ihnen nichts ›Besseres‹ einfällt. Bei Ratlosigkeit kann Lachen oft erst einmal die passende Antwort sein. Lachen kann trainiert werden wie anderes auch, gern grundlos aber dafür lauthals! Sie bekommen eine Rechnung, mit der Sie nicht gerechnet haben? Eine Kündigung flattert ins Haus? Lachen Sie erst einmal darüber! Ihr inneres wildes Kind nährt Sie beim Lachen. Und frisch gestärkt werfen Sie einen neuen Blick darauf ... Die Schockstarre hat sich erst einmal gelöst. Ja, da wo sich etwas lösen durfte, ist die Lösung nicht weit ...

Positionen verlassen und führen
Das wilde Kind spricht immer da zu uns, wenn sich plötzlich etwas mühelos anfühlt. Da, wo wir im Gespräch spielerisch unsere Position verlassen, kann Leichtigkeit entstehen. Es entsteht Raum für neue Wege, und hierbei können wir federführend sein. Sie werden bemerken, wie dankbar ihre Gegenüber sind, wenn Sie flexibel nachgebend Räume öffnen. Ge-

rade dadurch öffnet sich für Sie die Möglichkeit, in Verhandlungen führend zu moderieren – ohne festen Standpunkt.

Alles, was sich lebendig, leicht, spielerisch anfühlt und auch noch Spaß macht, ist weise. Gleichzeitig ist es gut für uns und alle Menschen, mit denen wir zu tun haben.
Ja, indem wir unser Leben humorvoll genießen, bringen wir vieles in Ordnung – in uns, in unserem Umfeld ...
Das wilde, neugierige Kind in uns kann alle immer wieder ins kreative Spiel führen. Im Weisheitsspiel ist alles möglich!

Ewige Kindheit

Leise lächelnd
Lerne ich lauschen

Allem lauschend
Lerne ich lachen

Lauthals lachend
Lerne ich lieben

Alles liebend
Lerne ich lösen

Leuchtend bin ich!
Ich werde lichter –

Mein ganzes Leben
Erfüllt sich im Lob!